きれいが歯科を変える！
デンタルクレンリネスプロジェクト
小林 宏 クリーンワークス

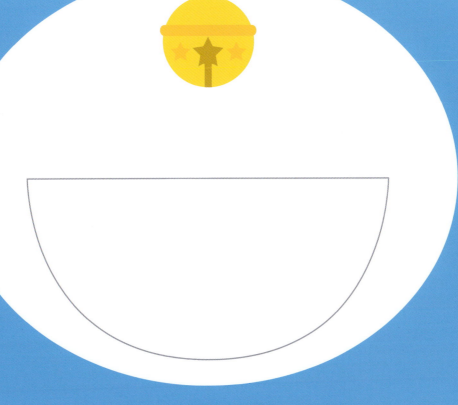

デンタルダイヤモンド社

刊行にあたって

「歯科医院を世の中で最もきれいな場所に」

　これは、私の言葉をもとに歯科医師向け月刊誌デンタルダイヤモンドの編集部が付けてくださった、連載開始第1号のタイトルです。
　4年前、私はそのような思いから、清掃を本業とする者として何ができるか、手探り状態から行動を続けてきました。とにかくできるだけ多くの現場に行き、院長先生やスタッフの方々の現状を数多く知り、感じなければ何も始まらない。
　4年間、地域を問わず足を運び続け、歯科のみなさんへ"クレンリネス"をお伝えし、多くの歯科知識もいただいてきました。

「方法さえわかればできる、進める」

　着々と行動して結果を出し、喜ばれる現場のみなさんの姿を数多く見てきています。
　本書の内容は、これまでかかわってきた多くの歯科関係者のみなさんとの行動や交流があって作り上げられたものです。本書から基本的な知識を得て、日々の業務に活かし、さらに自院に合った方法へと進化させていただければ、これに勝る喜びはありません。

　「デンタルクレンリネスをもっと多くの歯科医院に伝えるためにはどうすればいいのか」と思案していたところ、デンタルダイヤモンド社と引き合わせてくださった竹屋町森歯科クリニックの森　昭先生。デンタルダイヤモンド誌への連載でご指導いただいた安齋清幸様、山口徹朗様。歯科衛生士向け月刊誌DHstyleの連載でお世話になりました木下裕介様、保坂奈央様。そして今回本書の出版を決断してくださった濱野　優社長、木下様。多くの方のお力を借りて本書が完成しました。心より感謝申し上げます。
　最後に、1年の75％もの日々を家庭を離れてすごす私をいつも応援してくれている家族に、最大の感謝の意を表します。

2017年1月
クリーンワークス　小林 宏

CONTENTS

刊行にあたって …………………………………………………… 3

1章 クレンリネス？ 　　　　　　　　　　　　　　7

2章 クレンリネス実践による"いいこと20" 　　13

3章 場所別クレンリネスの実施手順&ポイント 　29

01 "クレンリネス"って何？ ………………………………… 30
02 きれいな環境の条件って？ ……………………………… 34
03 きれいをキープするための「はじめの1歩」って？ ……… 38
04 玄関のクレンリネスで気をつけるべきところは？ ……… 42
05 待合室を美しく、安心な空間にするには？ …………… 46
06 ユニット周りをきれいに維持するには？ ……………… 50
07 トイレで発生する汚れを落とすには？ ………………… 54
08 どうすればシンクの汚れを除去できる？ ……………… 58
09 フロアのツヤを長持ちさせる方法って？ ……………… 62
10 歯科医院での清掃に有効なツールって？ ……………… 66
11 シンクに付いた石膏を効率よく除去するには？ ……… 70
12 365日きれいな医院をキープするための仕組みとは？ …… 74

4章 クレンリネス実践歯科医院事例　79

- NATURAL TEETH ……………………………………… 80
- U デンタルオフィス ……………………………………… 82
- いちき歯科 ………………………………………………… 84
- いまはやしデンタルオフィス …………………………… 86
- なかの歯科クリニック …………………………………… 88
- はなだ歯科クリニック …………………………………… 90
- 加納歯科クリニック ……………………………………… 92
- 祁答院歯科クリニック …………………………………… 94
- 仙台東口矯正歯科 ………………………………………… 96
- 竹屋町森歯科クリニック ………………………………… 98
- ほりべ歯科クリニック …………………………………… 100
- 日本橋すこやか歯科 ……………………………………… 102

院内クレンリネス講座 ……………………………………… 106

クレンリネス？

クレンリネス？

　はじめまして、クリーンワークス / デンタルクレンリネスプロジェクト代表者の小林宏と申します。本書を読んでいただくにあたり、なぜ歯科の環境維持に携わることになったのか、また、クレンリネスの可能性や目指すところをご理解いただきたいと思います。

　私は1993年に兵庫県姫路市で清掃業者として開業し、さまざまな店舗、クリニック、工場、オフィス、公共施設などの、主に定期清掃を行ってきました。ビジネスとして、「仕事のクオリティを上げ続ける」ことを信条に、いろいろな経験を積んできました。

　ある日のこと、定期清掃の依頼をいただいている歯科クリニックで、作業以外の用事でうかがう機会がありました。そのとき、何気なく院内を見ていて、次のようなことを強く感じました。

　「定期清掃から1ヵ月と経っていないこのタイミングで、すでにフロアに汚れやホコリが目立ち始めている」

　その後、私はなぜか、その光景が気になって仕方がありませんでした。なぜなら、スタッフのみなさんがとても忙しく仕事をしているなか、「きれいにしたい気持ちはあっても、できないのではないか」と思ったからです。

　それから、そのクリニックにフロアをきれいに維持する方法を提案したとき、副院長先生からスピットンの汚れの落とし方について質問をいただきました。その時点では、私は「スピットン」という名前も知りませんでした。その汚れの原因（成分）や、素材が陶器であることなどを考え、速くきれいにできる方法をお伝えしたところ、たいへん喜んでくださいました。

　「忙しいなかでも、"ノウハウ"があれば、できる！」

　そう思った私は、同じ悩みを抱える歯科クリニックのお役に立てればと思い、日常の清掃方法に関するブログを書き始めました。その後、全国の多くの歯科クリニックとのご縁に恵まれ、さまざまな経験や勉強をさせていただく機会が増えていきました。

デンタルクレンリネス

　私は、歯科の世界に深くかかわる前、清掃のプロとして知識を得るために、さまざまなことを学ぶように心がけていました。そのなかで、歯科クリニックの清潔維持に役立

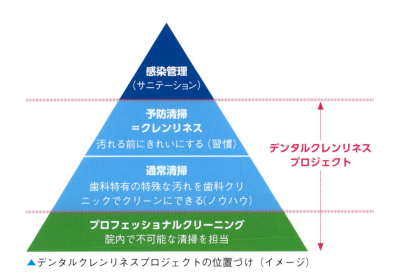

▲デンタルクレンリネスプロジェクトの位置づけ（イメージ）

つシステムや考え方が大きく2つありました。

1つめは、食品製造業界の世界的衛生基準である「HACCP（ハサップ）」です。

世界機関のインストラクターを務めている日本人の先生のセミナーや書籍から、2年かけて、そのノウハウを学びました。

もう1つは「病院清掃」です。

病床が20床以上の医療施設で清掃業務を行うために必要な病院清掃のノウハウも、書籍と現場の経験から学びました。

そのような知識をもとに、歯科クリニックの清潔維持を考えていくうえで、大切なキーワードがありました。それが「クレンリネス」です。「クレンリネス」は食品製造業界、外飲食業界、そしてホテル業界では、ずいぶん以前から清潔維持を標準化するキーワードとして取り入れられ、定着しています。また、清掃業界ではそれを〝予防清掃〟と言い換えています。

この概念と方法を伝えていければ、歯科にかかわる方々がクリニックの清潔さや美しさを維持することができる目安になると思ったのです。

デンタルクレンリネスプロジェクト

　清掃のプロは、クライアントからの依頼で、定期またはスポット的に清掃業務を行うことが一般的です。しかし、それだけでは歯科クリニックを365日きれいな状態で、患者さんとそこで働く方々が安心できる気持ちのよい環境を維持することは難しいのです。そこで私は、院内で日常の清掃のノウハウを直接伝えていくことが最も有効であると考えました。そして2012年7月、ブログを通してこの考えに賛同してくださった熊本の歯科クリニックで、初めてレクチャーを行いました。それを『院内クレンリネス講座』と名づけ、"365日きれい"と"時短"の実現を目標に継続し、2016年11月現在、青森県から鹿児島県まで、103のクリニックで実施してきました（P.106～107参照）。

　現在の日本では、ホスピタリティやクレンリネスの最高峰はホテル業界であるといわれています。私はそれを越えて、世の中で最もきれいな場所は歯科クリニックであると、日本の多くの人が認識するレベルになっていただきたいと願っています。そのためには、歯科クリニックの現場で日々努力している方々と、清掃のプロであるわれわれがノウハウや技術を共有することが必要不可欠であると考えています。その考え方や取り組みを『デンタルクレンリネスプロジェクト』と名づけた私は、現在多くの歯科クリニックに協力をいただきながら、活動を進めています。

目標・ミッション

　クレンリネスに取り組み始めた数々の歯科クリニックから、本来の業務ではないクレンリネスに医院全員で取り組むことで、医院の活性化に役立つなど、さまざまな副産物も生み出しているという声が多数寄せられています。歯科の世界に『デンタルクレンリネス』がベースとして根づき、歯科で働く皆様自身の力で進化、発展していけるようにすることが私のミッションであり、本書がその第一歩であると考えています。

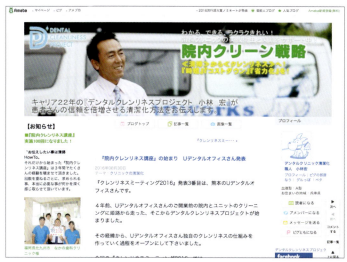

▲2010年から始めている筆者のブログ「院内クリーン戦略」

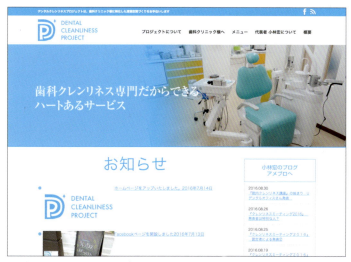

▲デンタルクレンリネスプロジェクトのHP

Q&A

Q1 クレンリネス導入は、業務の負担が増えるのではないですか？

A クレンリネスは汚れている箇所や盲点となっていたところを"清掃"し、院内全体をきれいにした後、その状態をキープすることが目的です。当初は"清掃"に時間を割いて、全員で取り組む必要があります。しかし、次第に簡単な作業で済むようになり、システムとして根づくころには、導入前より負担が減り、短時間で済むようになります。また、クレンリネス導入の際は、時間短縮（時短）を目的の一つとしてください。

Q2 クレンリネスを導入すると、いままでのお掃除とどこが違いますか？

A 3章に詳しく記載していますが、クレンリネスは汚れに事前に対処します。"一拭きするだけ"というような簡単な作業で汚れやすい箇所をきれいにキープできるため、作業が簡単かつ短時間で汚れを溜めないようになります。また、クレンリネスは"点"ではなく"面"で考え、チェック態勢も整備しますので、優先順位が明確になり、院内すべてに盲点がなくなります。

Q3 業務が忙しくて時間が取れません。そのような状態でクレンリネスの前提である"清掃"に取り組む際、どのようにすればうまくいくのでしょうか？

A ①診療時間内に清掃時間を設ける、②診療時間外で清掃時間を作る、③診療時間内に、清掃のみに専念するスタッフを決める（1日1〜2時間など）、④予約の取り方を工夫する（清掃できる時間を作りながら予約を取る）などが考えられます（④は鹿児島県・祁答院歯科クリニックの工夫）。

クレンリネスのシステムを完成させ、時短を達成して盲点がなくなった医院では、上述の考え方で実現された例があります。たとえば、クレンリネス導入当初のスケジュールに「"清掃"終了まで3ヵ月間」と入れ、その間に集中して時間を作ります。何年もの汚れを解消するためには、そのように時間を作ると進展が早く、結果的に時短が可能な"クレンリネス"への移行が早くなります。最終的に"クレンリネス"になれば、開始以前より時間がかからなくなります。

4章の「クレンリネス実践歯科医院事例」のなかには、"クレンリネスタイム"を設けているところが多いです。クレンリネスタイムを導入するには、「医院をきれいにすることの価値を理解する」、「医療施設はきれいが大前提」という理念が、全員に浸透していることが前提になります。

クレンリネス実践による "いいこと20"

クレンリネスを実践すると、単に医院がきれいになるだけではなく、副次的な"いいこと"が起こるようです。本章では、これまでに筆者がクレンリネスを実践している医院で見たり、スタッフの方々から聞いたりしたことのなかから、よくある"いいこと"を20にまとめて解説します。

その他の声についても、参考になることはたくさんありますので、主な内容もまとめて紹介します。

いいこと❶　本当の意味でのきれいさを実現できるようになる

毎日少しずつ汚れていくもの、例えばソファや壁、ユニットのシート表面などは、毎日見ている人にとってはなかなか汚れに気づきにくいものです（**図1、2**）。しかし、そこは確実に汚れているわけですから、外部からの来訪者は汚れに気づき、不快に感じることもあるでしょう。

このような場所が汚れるのは、空気中の浮遊粉塵や人の体からの"酸性汚れ"が原因です。弱アルカリ性のクリーナーを使用して清掃してみると、汚れが落ちて本来の色がわかり、驚くほど清掃前後の差が明確になることが多いです（詳細な方法は、3章06「ユニット周りをきれいに維持するには？」を参照ください）。

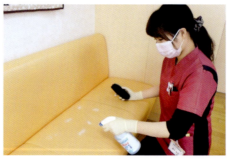

図❶　ソファのクリーニング（詳細は3章05参照）

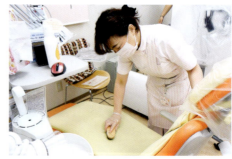

図❷　チェアーのクリーニング（詳細は3章06参照）

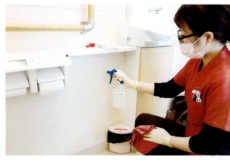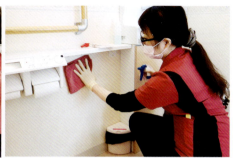

図❸　トイレ周りのクリーニングでの盲点（詳細は3章07参照）

　"清掃"（いままでの汚れを落とすこと）ができれば、汚れのない状態をキープするクレンリネスを実践することはとても楽です。清掃のときに使ったクリーナーの濃度を下げ、毎日、または決めた周期で"予防清掃（汚れる前に清掃）"するだけです。

いいこと❷　クレンリネスは清潔化の要点が明確になるので、毎日のチェック漏れが少なくなる

　クレンリネスを実行している場合と未導入の場合では、大きな違いがいくつも出てきます。その一つに、《きれいな状態の基準が明確になる》ということがあります。未導入の場合、トイレを例にあげると、誰でも意識する便器内部は清掃できているものの、便器後ろにホコリが溜まっているなど、"盲点"が発生します（図3）。クレンリネスでは、すべての箇所をチェックし、汚れが溜まりやすい、あるいは患者さん目線でしか気がつかない部分もチェック項目に入れて開始しますので、習慣化することで自ら気づくようになります。そして、クレンリネスを意識すると、"何が大切なことなのか"が明確になります。

いいこと❸　院内がきれいになることで明るくなり、空気まできれいになったように感じ、気持ちがよい

　汚れが減っていくと、あらゆる素材の表面がきれいになり室内が明るくなります。同

時に「空気もきれいになった気がする」と、多くの医院で耳にします。

　クレンリネスの基本中の基本は〝ホコリをなくすこと〟です。クレンリネスを開始すると、ホコリを意識し、これまで以上に気づき、適切な行動ができるようになります。その結果、空気中の目に見えないホコリも減少することになり、「きれいになった気がする」だけではなく、本当に空気がきれいになっているということです。

いいこと❹　フロアのワックスが長持ちするようになる

　3章09「フロアのツヤを長持ちさせる方法って？」で後述しますが、診療室のフロアには、目に見えない粉塵類が多くあります。効果的な方法でそれを除去すると、フロアワックス表面に傷をつける粉塵が減ることから、表面のツヤが長持ちするようになります（**図4**）。

いいこと❺　お盆と年末の大掃除が楽になる（短時間で済むようになる）

　デンタルクレンリネスプロジェクトでは、院内のすべての部分をチェックし、スケジュールを決めて行動します。スケジュールを決めるときに、お盆や年末の大掃除の項目の中から、可能なものを日常のクレンリネスへと分散することもできます。いつもきれいな状態をキープし、まとまった時間を使って行う清掃をできるかぎり減らすのも、デンタルクレンリネスプロジェクトの考え方です。

いいこと❻　全員で協力できるようになり、効率化を実現できる

　クレンリネスでは、汚れが強固になる前に対処することを通して、前項のように年末の大掃除などの時間を減少することもできます。頑固な汚れを強い成分の洗剤を使ったり、物理的に取らなければならないことがなくなります。そして、いかに簡単に安全に、短時間できれいにできるかを追求します。これは、クレンリネスリーダーだけが行っていては、院内全体をカバーすることはできません。マニュアルやスケジュールをしっか

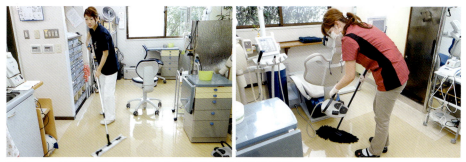

図❹　フロアの効率的なクレンリネス例（詳細は３章09参照）

り作成し、担当を振り分けることも、時短や作業の軽量化をするために大切です。

いいこと❼　時短を実現できる

「クレンリネス開始は時短の始まり」です。
1．日頃から「汚れは付いたら落とす。その日の汚れはその日のうちに」を実践することで、時間のかかる〝清掃〟を減らせる
2．汚れの性質に合わせた有効で効率的な清掃方法を実行するため、汚れを除去するうえで遠回りをしなくてすむ

　上記を実践すると、たとえばスケジュールに従って週に１度、時間をかけて行っていた項目も、クレンリネスの考え方と方法を取り入れることで次第に簡略化して、毎日ほんのわずかな手間と時間で、以前よりきれいな状態をキープできるようになります。その結果、週に１度行っていたことを"毎日のひと手間に変える"。つまり、時間をかけた清掃作業が一つ減ります。
　このようなことを積み重ねて行っていくことで、クレンリネスや清掃にかける時間を少なくすることも、クレンリネスの大きな効果であり、目的です。

いいこと❽　場所によって、どの道具を使えばよいかがわかるようになる

　院内でも、家庭のおそうじ同様の方法を流用するしかない現状から、対象面の材質や汚れの特性に合わせて、的を射た作業方法を考えられるようになります。そのため、家庭用の道具であっても、的確な選択と使用が可能になります。また、対象面を傷めないために使ってはならない道具もわかるようになるので、きれいのキープに繋がります（図5）。

いいこと❾　さまざまな場面で"クレンリネス視点"をもてるようになる

　クレンリネスを実践すると、実践していない施設に行ったときに、利用者視点で不快な汚れを感じるようになります。また、他院に見学などでうかがったとき、スピットンやトイレ、ユニット周りなどを、患者さん目線でみることができるようになるようです。つまり、利用者の客観的視点をもてるようになるため、自院に置き換えて考え、的確な対処方法を考えられるようになるのです。

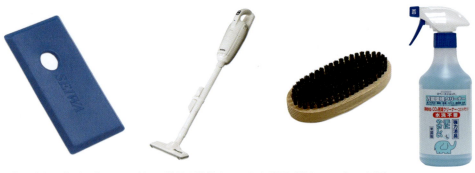

図❺　清掃の箇所に合わせた適切な道具を選択することも重要（詳細は3章10参照）

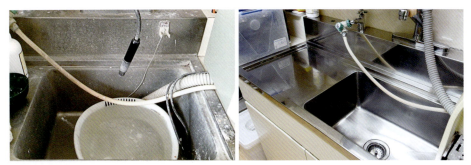

図❻　シンクに蓄積した石膏を除去し、手入れを続けることで、さらに美しさを保つことも可能（詳細は3章11参照）

いいこと❿　汚さない意識が生まれる

　"清掃" では、「お掃除の時間にすればいい」という意識のため、汚れを見逃したり、後回しにすることが多いです。"クレンリネス" は、汚れる場所に毎日先手を打って、短い時間で常にきれいな状態をキープすることが主目的です。それを実現するためには、「汚さないようにするにはどうすればいいか？」という視点も必要になります。ひいては、それが診療業務自体の効率化に繋がることも多くあるようです。

いいこと⓫　医院への愛着が増す

　「汚れがこびり付いたところをきれいにするまではたいへんでしたが、一度きれいにした後は維持だけですごく楽になりました。シンクがピカピカになったときの感動は大きかったです」（図6）

　上記のように、業務で毎日使用する設備や機材を自分で手入れをして、きれいにできると充実感があり、そのものや場所への愛着が湧いてきます。医院のきれいさを自分たちで守っているという気持ちこそ、医療の現場に従事する方々の心であり、プライドでもあります。

いいこと⓬　ものが長持ちする

「強い洗剤を使って、変色または変質させてしまった」
「硬い物でこすって傷をつけてしまった」
　このようなことは、汚れの性質、素材表面や道具の特性を知ることで回避できます。3章06「ユニット周りをきれいに維持するには？」で後述するように、例えばライトのカバーをきれいにするときに、傷をつけずに行うための適切な作業方法があります（図7）。フロアに落ちた治療用ワックスの除去でも同じです。素材を傷めずに汚れを除去できると、院内のものや設備をいつまでもきれいで良好な状態にキープすることができます。

いいこと⓭　きれいをキープする気持ちが強くなる

　ライトをきれいに維持できたり、ホコリが目立たなくなったりすると、院内の雰囲気が明るくなり、毎日の診療やクレンリネスが楽しくなります。それは、汚れと素材に対するノウハウがあるからです。そのため、きれいにする意欲が湧き、いままで気づかなかったところにまで気がつくようになります。また、短時間でできるため、無理をせずに手をつけられることから、きれいをキープできます。

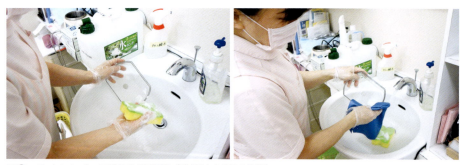

図❼　ライトカバーの適切な清掃例（詳細は3章06参照）

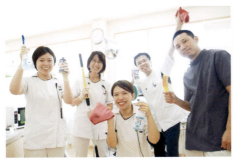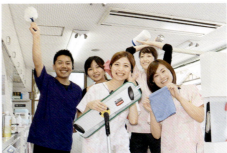

図❽　クレンリネスは医院の雰囲気をよくし、スタッフみんなが積極的に改善する姿勢に変わっていく（詳細は3章12参照）

いいこと⓮　コミュニケーションが活発になる

　クレンリネスを実践すると、医院を営むなかで優先度が高い事項であると理解できます。そのため、クレンリネスミーティングなどを通した効率化の追求のなかで、スタッフや院長が知恵を出し合い、協力し合うことができます。また、基本的な知識を習得したうえで、未知の汚れに遭遇した際はスタッフ間で相談しながら解決していくという、全員で一つのことに向かうなかで、密なコミュニケーションの場が構築されていきます（**図8**）。

いいこと⓯　積極的に改善する姿勢が生まれる

　クレンリネスを実践していくと、クレンリネスミーティング時に、スタッフ一人ひとりが改善や時短に関して積極的に考えや意見を出し合うことができるようになります。これは、汚れに対する対処方法など、基本的なことが身についているからこそです。方法がわかっていれば、行動に繋がります。これにより、他のミーティングやさまざまな場面で、積極的に改善していこうとする姿勢が育まれていきます。

いいこと⓰　評価されることで、さらに意欲が湧く

　クレンリネスを実践している歯科医院から、「患者さんから『いつもきれいですね』と言われるようになった」という声が多数寄せられています。そこで働く人が気持ちがよいのはもちろん、評価されることでさらに意欲が湧き、本来の診療業務にも好影響を及ぼします。

いいこと⓱　設備の破損や故障にいち早く気がつく

　クレンリネスは、きれい化に盲点をなくすことも大きな目的で、そのための行動を必要とします。ユニットや機器も隅々までチェックして手を入れますので、通常ならなかなかわからない、発見が遅れるような設備の破損や故障にも、早い段階で気がついて対処することが可能になります。

いいこと⓲　「きれいにしているところは汚されにくい」を実感し、患者さんとの信頼関係が強まる

　パウダールームの洗面周りを徹底的に"清掃"し、クレンリネスでいつもきれいな状態をキープするようになった段階で、「患者さんがきれいに使ってくださるようになった」という声も数多く聞いています（図9）。

　人は、「きれいにされている場所は、汚さないようにしよう」とする気持ちが働きます。それは「大切にされているんだな」と感じるからです。このような認識は、医療の現場では非常に大切であり、毎日クレンリネスを実行する側のモチベーションの向上にも繋がります。

いいこと⓳　整理整頓が進む

　クレンリネスの基本は"拭き清掃"です。とくに受付カウンターの上、消毒室シンク周り、技工室作業スペース、診療室キャビネット上はホコリや水、材料で常に汚れる場

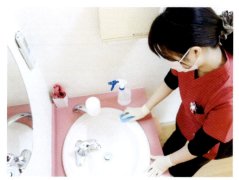

図❾　パウダールームのクリーニング例（詳細は3章05参照）

所であるため、短時間の拭き清掃を繰り返すことが最も効果的です。

　拭き清掃を徹底するには、"拭きやすくする"ことが必須になります。いままで、なんとなく置いてあったものを適切に収納する行動や、また本来、診療室または院内に必要のないものを処分することから始める場合など、さまざまなケースがあります。その結果、人が動きやすくなり、診療の効率化にも繋がった例は枚挙にいとまがありません。

いいこと❷⓪　院内の清潔さへの取り組みを患者さん向けに発信でき、信頼度アップに繋げられる

「清潔度維持のために、予防清掃であるクレンリネスに取り組んでいる」

　これは、日常生活よりもランクの高い取り組みです。普段、「おそうじ」をすることは取り立てて外部に発信できるようなことではありません。しかし、予防清掃である「クレンリネス」を計画的に行っていることは、「医療施設としての信念」を表現する一手段であり、滅菌や感染管理と同様、患者さんの安心や信頼を得るために、大きなプラスになり得ます。

クレンリネス実践による"いいこと20"

私たちのいいこと

　ここからは、クレンリネスを実践している歯科医院から寄せられた、生の声を紹介します。

● **モチベーション**
- 先生やスタッフが**院内の不要物に敏感**になり、整理をするようになった。
- 不要な物を減らし、スペースができ、また清潔意識が上がったことによって、いままで以上に**滅菌や消毒に意識が向く**ようになった。その結果、**新しい機材を導入**することができた。
- 毎日、清潔化を実施することで、除去しにくい汚れがなくなった。そのため、清掃に対する意識が「面倒」などのマイナス思考に戻らず、**「見つけたら拭こう」**というプラスに変化した。
- スケジュールを決めてクレンリネスを行うことによって**"汚したくない"という意識**をもつようになり、少しの汚れも気になるようになった。
- 汚れていても「まあいいか」となるか、常に気を配れるかの部分で、**スタッフの意識が前向きに変わった。**
- スタッフの清掃への意識に変化が！　「この汚れ、クエン酸で落ちるんだっけ？」、「ピカールでこすればきれいに光るんだよね？」など、**汚れを落とそうと一生懸命になっている姿に感動**です。気づかないうちに、スタッフ一人ひとりが"クレンリネス"を実践していました。
- 患者さんから「いつもきれいですね」と言ってもらえ、**スタッフの気分が上がる**。
- クレンリネスを実行することで、**常にきれいに保つ意識**が高まった。
- 清掃からクレンリネスにしたことで、いままで気にならなかった部分が気になるよう

になり、**汚さないようにしようという意識**に変わりました。
- いままでとは違う**クレンリネス視点**で院内を見渡すことができるようになり、いままで気がつかなかった壁などまで清掃をするようになり、**院内が明るく**なりました。
- きれいになったときの喜びを感じることができ、**清掃が楽しく**なりました。
- どのような状態を目指すのか、またその方法が明確になり、**全員の清掃意識が高まり**ました。
- 以前は、後回しにしたり「誰かがしてくれるだろう」と嫌々だったが、クレンリネスに移行してからは**積極的に改善を繰り返しながら**清掃を行うようになった。

●チームワーク

- 院内の一部の人が行うのではなく、医院全員で行うという意識に変わった。そのため、効率がよくなり、また、**医院全体がチームとしての意識が高まった**。
- 最初は自動ドアのガラスの高い箇所まで手が届かなくてたいへんでしたが、**クレンリネスの導入によって全員で行うという意識に変わった**ことで、先生をはじめ、背の高い方が進んで担当してくださるようになりました。
- クレンリネスは**全員でやるという意識**が定着し、片付けなどを**スタッフ間でお互いに協力する**ようになった。
- **医院をきれいにしよう、よくしていこう、物を大切にしよう**という気持ちが一段と強まった。
- ノウハウを知り、実践することで、**思っていたより簡単にきれいな状態を維持できる**ことがわかり、以前よりも清掃を身近に感じられるようになった。そのため、清掃が楽しくなり、もっとノウハウを得たくなり、また**毎日の清掃が楽**になり、**医院の雰囲気がさらに明るく**なった。
- よい環境が**よい人間関係**に繋がる。

クレンリネス実践による"いいこと20"

●経営
- 常にきれいにしていることで、**明るい気持ちで仕事ができる**。
- 毎日キレイを心がけることで、**患者さんに気持ちよく治療を受けていただける**。
- フロアの**ワックスが長持ち**するようになった。
- **チェアーや院内の物に愛着が湧く**ようになった。
- 院内の器具も、これまで以上に**ていねいに扱う**ようになった。
- ライトのカバーまで手入れできるようになり、**以前より傷がつきにくく**なりました。
- 患者さんとの信頼関係を築くことができ、**継続来院率へ繋がる**という、経営への貢献もできた。
- よい環境が**よい仕事に繋がる**。
- よい環境が**人をレベルアップ**させる。

●時間短縮
- 毎日のクレンリネスによって汚れが少なくなり、**業務終了後の清掃時間が短く**なった。
- 年に数回の**大掃除が楽**になった。
- **大掃除の項目が減った**。
- 目標にしていた"時短"を達成できました。日ごろから「汚れは付いたら落とす。その日の汚れはその日のうちに」を実践して行くと、**帰りの清掃時間が2時間から1時間半に**なりました。どこか清掃をし忘れたのではないかと思うくらい、びっくりしています。
- 汚れが頑固になる前に取り組むことで、**短時間で清掃を終わらせる**ことができるようになった。
- 以前は汚れてから清掃していましたが、いまは**汚れる前に行える**ようになりました。**習慣に**したことで、時間を短縮できるようになりました。
- 汚れがこびり付いたところをきれいにするまではたいへんでしたが、一度きれいにした後は**維持だけですごく楽**になりました。シンクが**ピカピカになったときの感動**は大きかったです。

●清掃

- クレンリネスは清潔化の要点が明確になるので、毎日の**チェック漏れが少なく**なった。
- 診療後の**フロアの清掃と院内の拭き清掃がルーティン**になった。
- 水垢が溜まっていたシンクを"清掃"するノウハウを得て、きれいにできるようになりました。一度きれいにしたシンクを、**そのままの状態でキープ**できています。
- 部屋の隅やワゴンの裏に**ホコリが溜まりにくく**なった。
- 普通の雑巾からマイクロファイバーに替えて作業がしやすくなり、ツールの**見た目も機能もよくなった。**
- 1日1回でも拭くことで、**ホコリなどが溜まらなく**なった。
- **計画的に取り組める**ようになり、**的を射たチェックリストを作れる**ようになった。
- いままでは清掃をするタイミングがわかりませんでしたが、**習慣化できた**ことで汚れる場所が気になってきたので、**積極的に行動**しています。
- 対処法がわかることで**的確なツールもわかり**、それだけあればどこでも清掃できるようになり、気づいたときにすぐに行動でき、**ホコリが少なく**なりました。
- 清潔域・不潔域を意識し、一つ一つの動作を活かして隅々までチェックしながら行うという一連の流れを作ることで、**モレがなくなった。**

協力歯科医院（50音順）

明石台歯科医院（宮城県）	津島歯科（青森県）
いちき歯科（大阪府）	土田歯科医院（石川県）
上原歯科（大阪府）	仲町歯科医院（静岡県）
加納歯科クリニック（兵庫県）	成田歯科医院（埼玉県）
からしま歯科（大分県）	ほそかわ歯科（福岡県）
祁答院歯科クリニック（鹿児島県）	山本歯科クリニック（岡山県）
高橋歯科医院（千葉県）	Uデンタルオフィス（熊本県）
千葉歯科医院（大阪府）	

Q&A

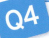

Q4 クレンリネスを取り入れて定着させるために、最も大切なことは何ですか？

A 日々忙しいなか、いままでになかったクレンリネスを始めるのですから、時間の使い方を工夫していくことから始まります。それには、院長を含めたスタッフ全員の協力が必要です。

クレンリネスリーダーが医院をきれいにするメリットや考え方をスタッフ全員に伝え、みんなで知恵を出し合って進める。それがクレンリネスを定着させるために最も大切なことです。

Q5 クレンリネスリーダーを決めたほうがよいでしょうか？

A クレンリネスリーダーは、目標をスタッフに提示し、計画を立てて方向性を示すこと、スタッフの負担が偏らないように調整すること、医院のクレンリネス状態を把握することが大切な役割になります。実際の作業や情報の取得、スケジュールとマニュアルの作成などは、リーダーを中心に全員で行うとよいでしょう。リーダーだけに頼りすぎると、負担が他の人よりも重くなってしまいます。

クレンリネスは全員で取り組むことが最も大切で、一人ひとりが問題意識をもち、院内で情報を共有することが必要です。リーダーを作って進めていく、"全員がリーダー"として進める……。それぞれの医院に合ったスタイルで進めるとよいでしょう。

Q6 スタッフ一人ひとりのスキルが違い、結果に差が出てしまいます

A 個人のスキルに頼らない方法が必要です。そのためには、「きれいな状態といえる条件」を明確にし、それに対する作業マニュアルを設定するとよいでしょう。

フロアを例に挙げると、①ホコリがない、②ワックスや金属、樹脂が落ちていない、③水で濡れていない、④粉塵がない、などとなります。また、トイレでは、①便器や壁に尿・便による汚れがない、②水による汚れ（水垢など）がない、③手垢汚れがない、④ホコリがない、となります。

上記のような条件をクリアするための方法をマニュアル化して、「きれいな状態といえる条件」を具体的に示すと、作業結果のチェックも明確化され、誰にでもできるようになります。

場所別クレンリネスの実施手順&ポイント

01	"クレンリネス"って何？	30
02	きれいな環境の条件って？	34
03	きれいをキープするための「はじめの1歩」って？	38
04	玄関のクレンリネスで気をつけるべきところは？	42
05	待合室を美しく、安心な空間にするには？	46
06	ユニット周りをきれいに維持するには？	50
07	トイレで発生する汚れを落とすには？	54
08	どうすればシンクの汚れを除去できる？	58
09	フロアのツヤを長持ちさせる方法って？	62
10	歯科医院での清掃に有効なツールって？	66
11	シンクに付いた石膏を効率よく除去するには？	70
12	365日きれいな医院をキープするための仕組みとは？	74

01

"クレンリネス"って何？

　医療施設の環境として、洗浄や消毒・滅菌などの感染管理が重視されるなか、みなさんの歯科医院内の環境維持はどのように行われているでしょうか。安全な製品を市場に出すことが最も大切な課題である食品製造業界では、次のような表現をします。

　「異物混入や細菌汚染の対策がしっかり行われていても、環境が汚れていては意味がない」

　「安全でおいしい料理は、きれいなキッチンから生まれる」

　医療界においても、同じことがいえるのではないでしょうか。また、健康を求めて来院される患者さんや、毎日長時間診療するみなさんが、安心して快適に過ごすためにも、環境の維持は大切です。そこでキーワードとなるのが"クレンリネス"という考え方です。それは一体、どのようなものか、考えていきましょう。

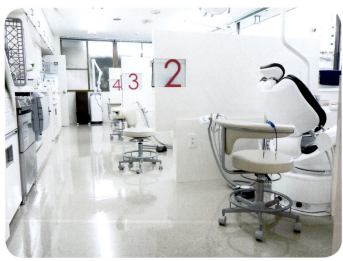

◀一般的な歯科医院の診療スペース。この環境維持に必要な"クレンリネス"とは？

環境を清潔に維持する行為を、みなさんは「おそうじ」、または「清掃」というと思います。医療の現場はとても忙しく、「おそうじ」や「清掃」を思うようなレベルで行うのは、なかなか難しいのではないでしょうか。

　医療施設は、一般的な環境よりも「清潔」「きれい」であることが求められます。そこで、本項では「簡単に、すばやく、いつもきれいを維持できる"クレンリネス"」を提案し、そのノウハウの概要を解説します。

「おそうじ」と「清掃」、どこが違う？

　まずは、「おそうじ」「清掃」「クレンリネス」の違いについて説明します。

- おそうじ：一般的に「拭き」「掃き」を指し、軽い汚れを簡易的になくし続けること
- 清掃：汚れの性質に合ったクリーナーを使うなど、「おそうじ」より少ししっかりした方法であり、頑固な汚れなどを除去すること

　ここで確認しておきたいのは、「おそうじ」も「清掃」も、「汚れが発生してから対処する」ということです。これでは、毎日忙しいなか、時間がいくらあっても足りません。では、「クレンリネス」はどうでしょうか。

　飲食業界では、店舗を経営するうえで最も大切なファクターを、「クオリティ」（Quality＝品質、料理のおいしさ）、「サービス」（Service＝サービス）、「クレンリネス」（Cleanliness＝清潔さ）とし、これら3つの頭文字をとって「QSC」と表現します。本書では、クレンリネスを「清潔を維持すること」という意味で使い、よい環境作りのキーワードとします。

　このクレンリネスが定着すると、「いつもきれい」「短時間できれいにできる」「簡単な方法で、誰にでもできる」が実現できます。汚れてから対処するのではなく、「汚れる前に行動する」のがクレンリネスの本質です。いい換えれば、「予防清掃」ということです。

トイレの清掃

　たとえば、トイレの悪臭の原因となる「尿石」は、尿汚れが化学変化して違う物質になる過程で発生します（図1）。

　尿はもともと弱酸性から中性ですが、時間が経つにつれ、空気中の細菌の働きによって尿素が分解され、悪臭の原因の大半であるアンモニアが発生します。それとともに、性質がアルカリ性に変化し、pHが8.0～8.5を超えると、尿中のカルシウムイオン（Ca^{2+}）が難溶性化合物（炭酸カルシウム、燐酸カルシウムなど）という固い物質になります。これが尿石といわれるものです。

　中性である尿は簡単に除去できますが、アルカ

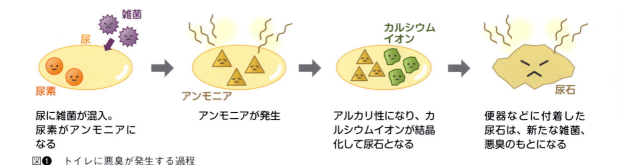

図❶　トイレに悪臭が発生する過程

リ性で固い物質の尿石になってしまうと、強い酸性洗剤を塗布して時間をおいたり、時にはサンドペーパーで削るなどといった対処を要し、容易に除去できません。尿がつきやすい場所をしっかり把握することで、気づかないうちに取りにくい汚れとなる前に、トイレ用中性洗剤などを用いてきれいにでき、尿石化を防げます（図2）。これこそが「予防清掃」、つまり「クレンリネス」なのです。

　もう1つ例を挙げると、図3の消毒室シンクの白い汚れ（濡れているときはわからないが、乾くと白い）は、水道水の蒸発後に炭酸カルシウムが残留し、堆積したものです。これを除去するには少々時間がかかります。しかし、「水道を使い終わった後は、水滴を拭き取ってからその場を離れる」を実践すれば、水が渇く前に成分を取り去ることができ、白い汚れが発生する可能性がとても低くなります。

　毎回それができないなら、1日に2回、昼休み前と診療後など、水が乾いてしまうようなタイミングで拭き清掃を行います（図4）。その2回の行動でも、クレンリネスは可能です。

感染管理＋クレンリネス＝安心・安全

　院内に発生する多くの汚れは、クレンリネスで「予防」できます（表1）。医療施設の環境は、「いつもきれい」であることが期待されています。また、安全で安心な医院であるために、感染管理とクレンリネスの関係は、自転車の両輪と意識しましょう。環境をきれいに保つ方法と考え方を身につけることは、医療従事者として、さまざまな場面で有用です。ぜひ、歯科環境の清潔維持、"デンタルクレンリネス"を始めてみてください。

01 "クレンリネス"って何？

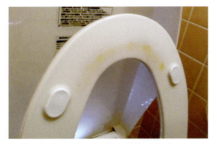

図❷　便座の裏、便器の縁裏が盲点

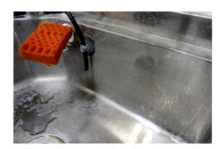

図❸　水道水の蒸発後に残った水垢。簡単にはきれいにならない

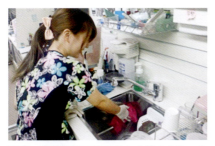

図❹　歯科医院では水をよく使うため、シンクに汚れが溜まりやすい

表❶　環境をきれいにする方法

おそうじ	拭いたり、掃いたりする	後追い：取れにくい汚れになり、時間と労力がかかる。汚れた状態を院内や外部の人に見られる
清掃	汚れに対応する洗剤を使って除去する	
クレンリネス	取りにくい汚れにならないよう、汚れやすい場所を予防的に清掃する	先手を打つ：簡単で楽にきれいにし続けられる。いつもきれいな状態

Point

- 「おそうじ」「清掃」「クレンリネス」は環境をきれいにすることであるが、それぞれ方法や考え方が異なる
- 清潔を維持する「クレンリネス」は、汚れる前に行動するのが基本で、いわば「予防清掃」といえる
- 感染管理とクレンリネスの定着は、安心・安全な歯科医院に不可欠

（写真協力：熊本県・Uデンタルオフィス　有働拡史先生）

02

きれいな環境の条件って？

　人がすごす場所は、清潔で気持ちのよい環境であることが求められます。そのために「清掃」を行い、「クレンリネス」で状態をキープします。

　歯科医院でとくに汚れが目立つのが、ユニットや水回り、フロアなどで、それぞれに汚れの原因と対処法があります。診療で日々忙しいなか、院内をきれいにキープするには、適切な対処法と多少の知識が必要です。しかし、「きれいな環境」の条件はそれだけではありません。クレンリネスを行う前に、どの空間でも共通する基本事項とは何でしょうか。

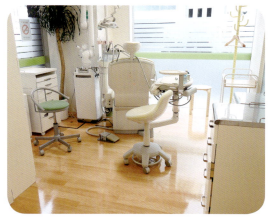
▲どの空間でも共通する「きれいな環境」の基本事項とは、いったい何か？

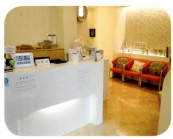
▲待合室で患者さんが気づきやすく、不快に感じやすい箇所は？

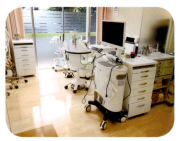
▲多くの機材がある診療室は盲点になりやすい

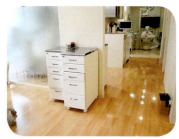
▲医院全体の空気感や清潔感に最もかかわりのあることとは？

患者さんが来院した際に、最初に目に留まりやすいのが、水やガラスの汚れ、そしてホコリです。ホコリが溜まっている状態を目にすると、「清掃が行き届いていない」「衛生環境がよくない」という印象をもたれてしまいます。

　クレンリネスでも、おそうじでも、ホコリの除去は基本中の基本です。一度院内をすべてチェックし、ホコリが溜まりやすい場所を特定したうえで、クレンリネスをルーティン化しましょう。同じ作業を毎日確実に繰り返し、「ホコリがなくても毎日手を入れている」という状態になれば安心です。これが真のクレンリネス（＝予防清掃）であり、安心・安全、気持ちよさ、ホスピタリティを大切にする業種で浸透している考え方と行動です。図1～8で説明します。

ホコリの除去

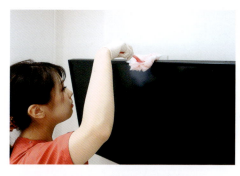

図❶　スタッフの位置からでは気づきにくい箇所の汚れが、患者さんの視界に入りやすいこともある。患者目線で定期的にチェックを行い、盲点だった箇所のクレンリネスをルーティン化することで、漏れなくきれいな状態をキープできる

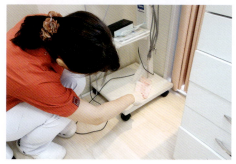

図❷　業務中は、立った位置から視界に入る箇所のみが気になるが、低い位置にホコリや汚れが堆積している場合が多い。また、医療機器が汚れていると、一気に清潔感がなくなるので要注意。低い位置からもチェックし、見逃しがちな箇所をクレンリネスのルーティン化リストに追加する

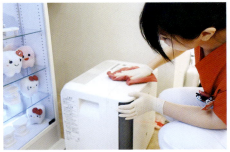

図❸ 待合室の空気清浄機や加湿器・除湿器が盲点となっていることが多い。患者さんは、スタッフにとって優先順位が低くなりがちな箇所の汚れに気づきやすい。湿気を含んでいたり、濡れている部分には拭き取り作業が効果的

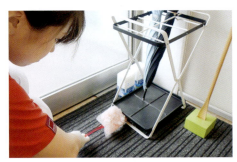

図❹ 盲点になりやすい玄関周り。とくに傘立てのホコリは目立ちやすい。毎日のひと手間だけで、簡単にきれいにできる

ホコリの性質と除去のタイミング

　スタッフの退社後は、エアコンや換気扇が停止しているため、空気の動きも止まります。空気の動きが停止してから3時間で大きなホコリが、8時間ですべてのホコリが落下するといわれています。

　勤務が始まり、エアコンによって空気が動き出すと、落下したホコリは診療室や待合室の中央から外側に向かって動いていきます。つまり、ホコリの除去に最適なタイミングは朝です。また、作業は上から下へ、端から中央へという流れで行うと効率がよいです。

Point

- ホコリの除去は、クレンリネスや清掃の基本中の基本
- 衣服を脱ぎ着する場所や布製品を使用する空間はホコリが発生しやすい
- ホコリは毎日発生するので、立った位置からだけでなく、低い位置でも日常的に目視点検することが大切
- 朝の掃除機がけはホコリを舞い上がらせる可能性が高いので、フロアはモップがけを中心に行い、掃除機がけはフロアの隅や機器の隙間のみにする

（写真協力：宮城県・仙台東口矯正歯科 堀内 淳先生）

02 きれいな環境の条件って？

箇所ごとに清掃ツールを使い分ける

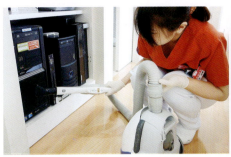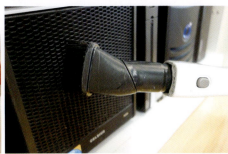

図❺　パソコンは吸気と排気を行い、内部の過熱を防いでいるので、吸気口と排気口ともにホコリが溜まりやすく、塞がってしまうと不調の原因となる。ブラシノズルをつけた掃除機で吸引すると、ホコリを吸い出しやすい

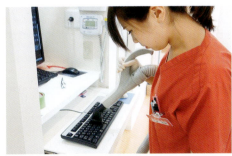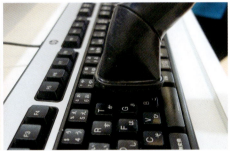

図❻　キーボードの内部にもホコリやゴミが溜まりやすい。ブラシノズルをつけた掃除機で吸引し、内部をきれいにしたら、診療終了後はカバーをしておくとよい

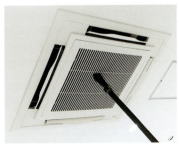

図❼　エアコンや換気扇表面は、ホコリが溜まりやすい箇所の上位。掃除機のパイプの先にブラシノズルをつけると除去しやすい

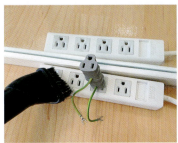

図❽　ホコリが思わぬ事故の原因になることもある。コンセントにホコリが溜まると湿気がそこに集まり、"トラッキング現象"が発生する可能性がある。歯科医院での事故例もあるので、いつも気にかける

03
きれいをキープするための「はじめの1歩」って？

　蓄積した汚れをなくす「清掃」を計画的に進め、完了後は「予防清掃」であるクレンリネスできれいな状態をキープします。「いつもどこを見てもきれいな状態」、「そこで過ごす人が爽やかな気分でいられる」、そして「さすがは医療の場」と思われる状態がいつまでも続くのが理想です。

　患者さんは、いつ、どこを、どの角度から見ているか、わかりません。どのような状況でも、クレンリネスが行き届いている状態にしておくには、客観的視点が必要です。きれいな状態をキープするには、どのような行動が大切かを考えましょう。

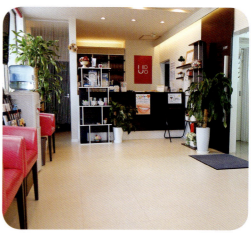
▲クレンリネスにおいて最も大切なことは何か？

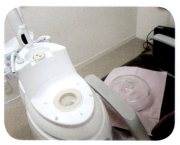 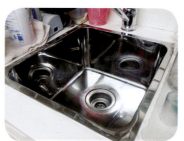 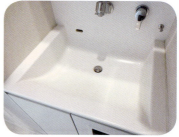
▲いつもきれいな空間は、人に安心と信頼を与える。写真のような状態を簡単にキープできる「はじめの1歩」とは？

A

院内におけるセルフチェックの大切さ

　業務時の動きは、想像以上に範囲や角度が限られており、スタッフと患者さんの視界では大きな差があります。スタッフの位置からでは気づきにくい汚れも患者さんの視界には入り、不快感をもたれてしまう可能性は十分にあり得ます。

　そこで、まずは患者さんの視点に立って、動線をくまなくチェックするとよいでしょう。通常では気づきにくい箇所の汚れも、患者さん目線によるチェックで改善点が多く見つかることがあります。できれば一度、スタッフ全員でクレンリネスのセルフチェックを行い、改善箇所をリストアップすることをお勧めします。

院内クレンリネスセルフチェック表

場所	部分	状態	3分担	スケジュール	ルーティン化
シンク	蛇口	水垢が目立つ	A	診療後	○

◀セルフチェック時にはチェック表を使い、問題点をすべて書き出し、院内の状態を視覚化する。清掃スケジュールやルーティン化完了の項目も入れておくと、より便利。3分担では、改善が必要な項目を評価し、A〜Cに仕分けする（A：スタッフで対応可能な箇所、B：修理や交換したほうが効率がよい箇所、C：外部に依頼する箇所）

チェックした箇所の汚れをなくす ▶▶▶ 汚れゼロをキープする

　汚れている箇所を初めてチェックした際、その後の行動は「清掃」になります。清掃によって蓄積した汚れをクリアにしたら、きれいな状態をキープするクレンリネスへ移行します。

　クレンリネスにとって、最も大切といっても差し支えないのがセルフチェックです（図1〜9）。清掃に逆戻りしないよう、常に状態を確認することで、すばやい対応やクレンリネスのスケジュールの見直しに役立ちます。

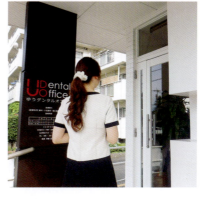

図❶　玄関は、外からしっかりチェックする。患者さん目線によるチェックの始まり

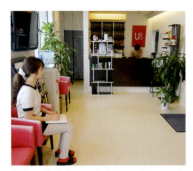

図❷　待合室は、患者さんがとるような角度や姿勢から観察する

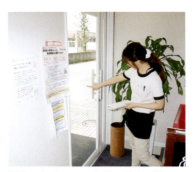

図❸　とくにドアなどは誰もが触り、目にする部分。「ガラス部分がくもっていないか」、「光沢部分が光っているか」を確認する

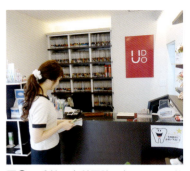

図❹　受付は歯科医院の顔であり、整理整頓され、「お迎えする」姿勢が感じられるかが大切。クレンリネスでは、ホコリがないのが大前提

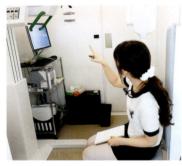

図❺　患者さん目線でチェックすると、いつもは気づかなかった箇所に意外とホコリや汚れがあることを発見できる

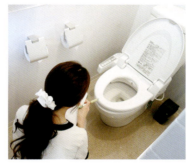

図❻　トイレは、ホコリがないか、水汚れがないか、手垢がないか、便や尿汚れがないかなど、さまざまな角度からチェックする

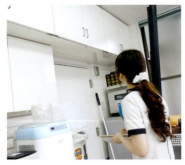

図❼　高い場所は、意識してチェックしなければ見落としがち。ふとしたときに、汚れが目立つ

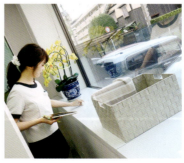

図❽　外からの光が当たる部分は、とくにホコリが目立つ。常に気をつけておかなければ、患者さんに不快感を与えてしまう

03 きれいをキープするための「はじめの1歩」って？

ユニット周りは、できれば毎日ユニットに座って観察する

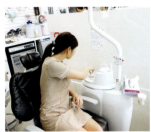
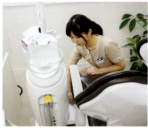
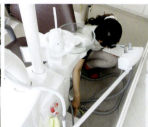

図❾ ユニット周りは、クレンリネスを重点的に行う。できれば毎日ユニットに座ったり、座る角度を変えて点検する。「誰が見てもきれいだと感じる」基準を明確にしておくとよい

ホコリや汚れ、水垢が残りやすい箇所

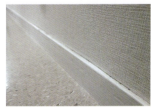
幅木のホコリ

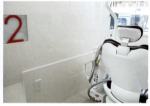
パーテーションのホコリ、水滴跡

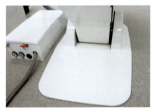
ユニットの足回りのホコリ

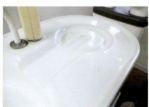
カップホルダーの水垢、着色

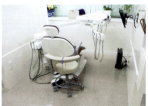
ユニット周りは形状が複雑で、ホコリが残りやすい

Point

- ドライ（乾燥）、シャイン（ツヤのある材質がきちんと光っている）、オーダリー（整理整頓）は、クレンリネスを構成する3つの要素
- クレンリネスリーダーが朝礼前に院内を点検し、結果をスタッフに伝え、業務内で解決していくことも有効

（写真協力：熊本県・Uデンタルオフィス 有働拡史先生）

04

玄関のクレンリネスで気をつけるべきところは？

　玄関は医院の印象を左右する、重要な場所です。どの施設でも同じことがいえますが、人を迎える場所がきれいに整えられていると、ホスピタリティを感じるものです。玄関は院内と院外の境界線であり、天候や周辺の環境の影響を受けやすい場所であるため、汚れやすく、日々のお手入れがしっかりされているかどうかが明確に表れます。人によっては、玄関を見ただけで、その施設の清潔レベルや雰囲気までわかるといわれています。

　時間に余裕があればしっかりお手入れしたい場所ですが、日々診療で忙しいなか、少ない時間で効率的に美しさをキープしなければならないのが現実でしょう。

　では、玄関周りのクレンリネスで、とくに気をつけるべき箇所はどこでしょうか。

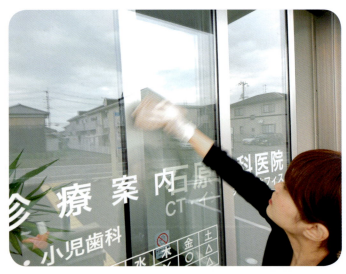

◀玄関のガラスドアのクレンリネス。水に濡らして絞った雑巾で拭き清掃をしている。ガラスは毎日汚れ、その汚れが目立つ箇所だが、どうすれば効率的に美しくキープできるのか。汚れを残さずに、短時間で美しさを保ち続けるために、この方法はベストなのだろうか？

玄関のクレンリネスは、自動ドアの溝、ガラス、傘立て、玄関マットに気を配る必要があります。それぞれのポイントについて解説します。

自動ドアの溝

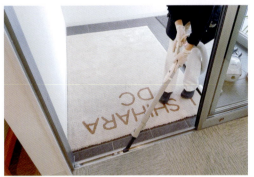

図❶　自動ドアの溝に土砂やホコリが詰まっていると、その他の場所もきれいにされていないというイメージに繋がる。玄関の清掃時にきれいにしておく

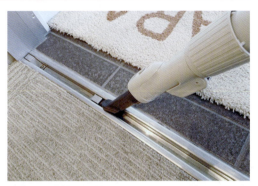

図❷　掃除機に隙間ノズルをつけて吸引すると、簡単にきれいにできる

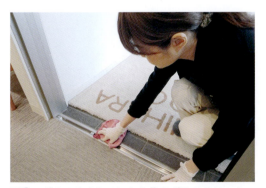

図❸　ガラスをきれいにした後のガラスクリーナーつきのクロスで拭くと、ツヤが出てとても美しくなる。毎日行うことで土砂や汚れが少なくなり、作業がだんだんと簡単になる

ガラス

表❶ ガラスを効率よくきれいにするポイント

Point 1	フォームタイプのガラスクリーナーを使う（図4、5）
Point 2	乾いたクロスを使う。マイクロファイバークロスがお勧め
Point 3	全面を一気に拭き上げる（図6）
Point 4	その場を少し離れ、汚れやクリーナーが残っていないかを確認する
Point 5	乾拭きをしっかり行う（図7）

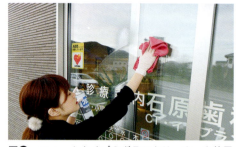

図❹　フォームタイプのガラスクリーナーを使用

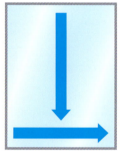

図❺　ガラスクリーナーを噴射する。上から下へ一直線にスプレーし、最後にガラスと枠の間のゴム部分にも噴射する

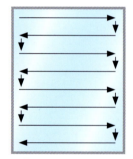

図❻　クロス拭きの仕方。少し力を入れて、矢印のように拭き下ろす。最後に、指で細くしたクロスでゴム部分を拭く

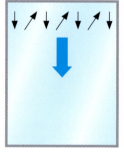

図❼　仕上げ拭き。拭き残しや拭き跡を残さないように、クロスの乾いた部分で横方向に拭く

　フォームタイプのガラスクリーナーのメリットとして、「乾きが速く、跡が残りにくい」「シリコーン配合の物があり、ツヤや透明感が出て、かつスベスベして拭きやすくなる」ことが挙げられます。水に濡らしてかたく絞ったクロスや液体タイプのガラスクリーナーを使用する方法は、「拭き跡が残りやすい」「乾きが遅く、クレンリネスに時間がかかる」というデメリットがあり、水に濡らして絞ることを繰り返す手間もかかります。
　毎日行いたい玄関周りのクレンリネスでは、「できるだけ簡単に」「できるだけ短時間に」済むことが大切です。

04 玄関のクレンリネスで気をつけるべきところは？

傘立て

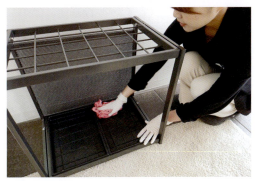

図❽　傘立てはホコリを取り、水拭きをしてきれいにしておく

玄関マット

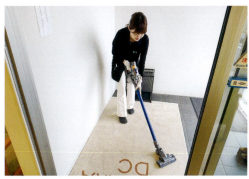

図❾　土足の場合、玄関マットに土砂などが溜まると、待合室のフロアへ入り込んでいくため、玄関マットは毎日必ず掃除機がけをする。掃除機をかける際は、できるだけゆっくりとノズルを動かすことがコツ

　玄関周りの汚れは、主にホコリや土砂、水が原因です。それらのほとんどが掃除機がけや水拭きできれいにできるので、玄関はしっかりと手入れがされているかどうかが、わかりやすい場所といえるのです。

　来訪者を迎える玄関の清潔さによって、医院の印象は変わります。玄関のクレンリネスを毎日のスケジュールに組み込み、確実にきれいにしておきましょう。

Point

- 玄関は、来訪者に医院の清潔レベルや雰囲気まで伝わると認識しておく
- とくにガラスは、効率よくきれいにする５つのポイントを参考にすると、簡単かつ短時間できれいにできる
- 玄関のクレンリネスは、毎日のスケジュールに組み込んで実行する

（写真協力：兵庫県・石原歯科医院 石原 昇先生）

05

待合室を美しく、安心な空間にするには？

　待合室は、診察を待つ間に過ごす公共的な空間です。医療的な清潔・不潔を考える必要はあまりありません。しかし、不特定多数の人が出入りし、隣に座ったり、同じ設備を使用することから、不安や不快を感じやすい場所であるといえます。場合によっては、長い時間を過ごす場所でもあるため、快適性が求められるのはもちろんですが、"医療施設"として安心感を抱けることが大切です。

　待合室は本章04で取り上げた玄関同様、医院の印象を左右する重要な場所です。では、待合室のクレンリネスで、気をつけるべき箇所はどこでしょうか。

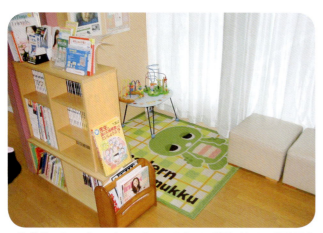

▲改善前のキッズコーナー。クレンリネスに問題がある。衛生面も含めて、どのような問題点が挙げられるだろうか？

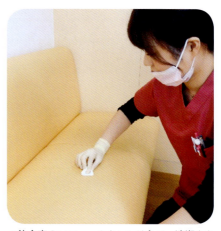

▲待合室のソファーのクレンリネス。清潔さを維持するため、アルコールワッテで拭き清掃をしている。この方法がベストなのだろうか？

待合室のクレンリネスは、ソファ（**図1**）、キッズコーナー（**図2**）、スリッパラック・下駄箱（**図3**）、受付カウンター（**図4**）、パウダールーム（**図5**）、掲示物（**図6**）などに気を配る必要があります。また、点検（**図7**）やスタッフ同士で情報を共有すること（**図8**）も大切です。

ソファ

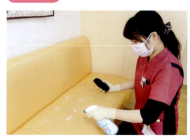

図❶ アルコールによる消毒はもちろんだが、まずは"汚れがない"ことが大切。アルカリクリーナー＋ブラシできれいにクリーニングすることが可能である

キッズコーナー

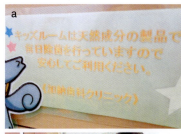
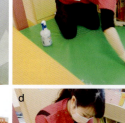
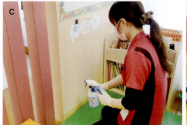
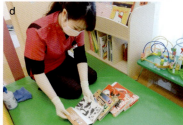

図❷a 効果的な方法で清潔さを維持していることがわかれば、安心して過ごせる

図❷b キッズコーナーは不衛生になりやすい。床に敷くマットは汚れを除去しやすい素材を選び、安全性の高いアルカリクリーナーで拭き、汚れゼロの状態をキープする

図❷c 子どもの手が触れる箇所は、アルカリクリーナーで1日1回清掃を行う

図❷d 書籍が破れていたり、色褪せや汚れがあると、目が行き届いていないという印象に繋がる。定期的に点検し、不衛生な物は迷わず交換する

スリッパラック・下駄箱

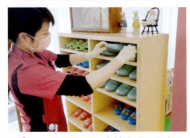

図❸a　スリッパの点検を週1回行うなど、スケジュールを決めて行うと、汚れや破れを見逃さずに対応できる

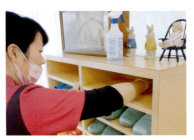

図❸b　スリッパラックや下駄箱は、必ず患者さんの目に入る箇所。ホコリや土砂を除去するだけでなく、アルカリクリーナーによる拭き清掃が必須

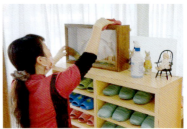

図❸c　ホコリが溜まりやすい箇所は、できるだけ毎日除去する。乾いた汚れには、乾いたクロスによる拭き清掃が効果的である

受付カウンター

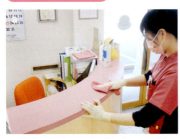
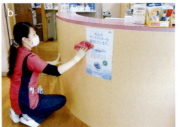

図❹a　来院して必ず患者さんが向かう受付カウンターは、診療時間内も拭き清掃を行う。常に拭いておくと、汚れが溜まらない（クレンリネス）。また、カウンターが水を吸わない材質の場合、シリコーン配合のガラスクリーナーを使用すると、表面にシリコーン被膜ができ、スベスベで清潔感のある感触になり、印象がよくなる
図❹b　見落としがちなカウンターの垂直面は、衣服や鞄、靴の汚れがつきやすい。汚れを除去するには、アルカリクリーナーが有効である

パウダールーム

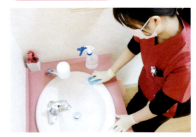

図❺　パウダールームは、とくに清潔な状態が期待される箇所。何度も点検し、水分を拭き取るだけでも印象がよくなる。週1回、10％程度のクエン酸水を使って水による汚れを拭き取ると、さらに美しく清潔感が出る

05 待合室を美しく、安心な空間にするには？

掲示物

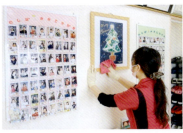

図❻ 掲示物のクレンリネスは、拭き清掃（湿式）できるものを中心に行う。大きな掲示物以外は、ラミネート加工にすると効果的である

点検

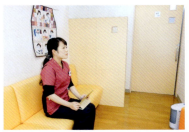

図❼ 清潔さを保つうえで最も大切なのは、いつもと違う角度から定期的に状態を把握すること。待合室の椅子に座ってみたり、キッズコーナー内に入って患者さん目線で点検することで、隅々まで美しい安心な空間となる

情報の共有

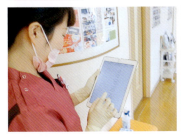

図❽ チェックリストを用いて、清掃を強化する部分、清掃周期を延ばしてもよい部分のスケジュールを確認する。写真のクリニックでは、タブレット端末を使用し、スタッフ同士で情報を共有している

▼チェックリストの例。下記を参考に、独自のチェックリストを作成してみよう！

場所	チェック項目	○
ソファ	汚れの確認	
キッズコーナー	書籍の色褪せや汚れの点検	
スリッパラック・下駄箱	スリッパの汚れや破れの点検	
受付カウンター	カウンターの垂直面を拭く	
パウダールーム	水分を拭き取る	
	クエン酸水で拭き取る	
掲示物	剥がれ、折れ曲がりの確認	
観葉植物	枯葉やホコリ、受け皿の汚れの確認	
モニター	ホコリの確認	
点検	キッズコーナー内に入って点検	

Point

- 待合室は来訪者にとって、快適であることと、"医療施設"として安心感を抱けることが大切
- 清潔さを保つため、患者側の目線で定期的に待合室の状態を把握する
- チェックリストを作成して、清掃スケジュールを確認できるようにする

（写真協力：兵庫県・加納歯科クリニック 加納 修先生）

06 ユニット周りをきれいに維持するには？

　ユニットは、患者さんが最も近くで目にする歯科医院の中心的な機材です。汚れは常に除去し、清潔感溢れる状態をキープしておきたいものです。感染管理としての意味合いとは別に、「汚れを落とし、清潔にきれいに維持する」ことが必要になります。

　では、ユニット周りのクレンリネスで気をつけるべき箇所は、いったいどこでしょうか。

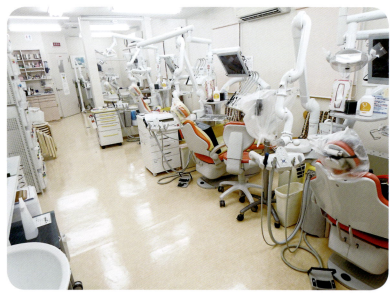

▲一般的な歯科医院の診療スペース。どこから手をつけるべきなのか、清掃の頻度はどのくらいが適切なのだろうか……

ユニット周りのクレンリネスは、スピットン・カップホルダー（**図1**）、チェアー（**図2**）、ライトカバー（**図3**）、下周り部分（**図4**）などに気を配ります。最後に、全方向から点検することが大切です（**図5**）。

スピットン・カップホルダー

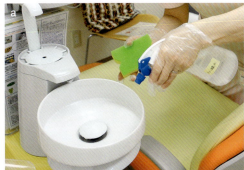

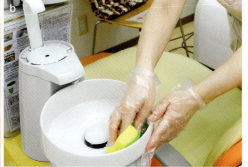

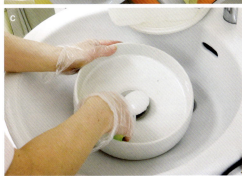

図❶a スピットンやカップホルダーの表面に水分が残っているとミネラル成分が固まり、白い点や筋になる。これらの除去には、酸性物質であるクエン酸を使用する

図❶b クレンリネスとして使用する場合は、10％程度のクエン酸水をスプレーまたは塗布し、スポンジで軽くこすり洗いする。最後に食器用洗剤で中和洗浄すると、排水口の金属部分などの錆防止になる

図❶c 取り外し可能なスピットンの場合は、外して洗浄したり、月1回バケツに30％程度のクエン酸水を作って浸漬（1時間程度）すると、ミネラル成分の汚れをスッキリ落とせる

チェアー（シート面）

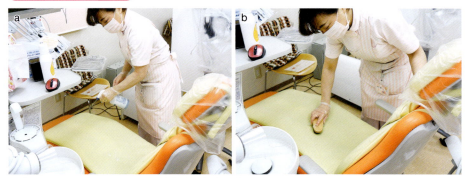

図❷a　チェアーのシート面は、空気中の粉塵や皮脂など、人体からの汚れがつく。それらは弱酸性であるため、除去には弱アルカリクリーナーを使用する

図❷b　シートの表面はシワ加工が施されているものが多く、軟らかなブラシでブラッシングすると、シワ内の汚れをしっかり除去できる。その後、固絞りしたマイクロファイバークロスなどで丁寧に清拭する

ライトカバー

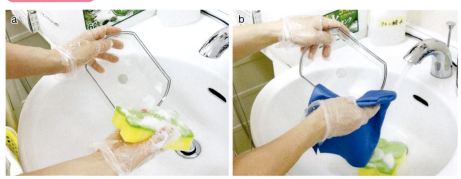

図❸a　ライトカバーをクリアな状態に保つために、清拭だけでなく、週1回ごとに本体から外して洗浄する。水と食器用洗剤を含ませたスポンジを揉んで泡立たせ、その泡で優しく洗うと、傷がつきやすいライトカバーを安全に洗浄することができる

図❸b　水分を拭き取るときは、軟らかな繊維の布巾（セーム）などを使用し、カバー表面に傷をつけないように慎重に作業する。また、反射鏡表面もこのような繊維製品で清拭するとよい

06 ユニット周りをきれいに維持するには？

下周り部分

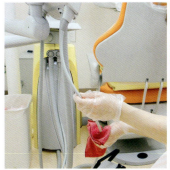
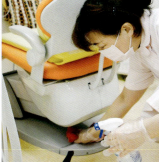

図❹ 見落とされがちな下周り部分は、ハンドピースのホース、フットスイッチのコードのカバーホースなどに住居用アルカリクリーナーをスプレーまたは塗布し、1〜5分程度の反応時間をおき（スプレー後に食品用ラップフィルムで包むとより効果的）、ブラシやスポンジでこすり洗いすると、堆積した汚れも除去できる（清掃）。一度汚れを除去すると、週1回クリーナーを含ませたクロスで清拭するだけでも、きれいな状態を維持できる（クレンリネス）。ユニットの足周りなどのとくに汚れやすい箇所は、汚れやホコリが堆積する前に毎日クリーナーで清拭する

点検

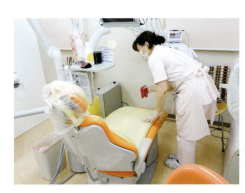

図❺ 1日1回は必ずユニットの全方向から汚れを確認する。チェアーに座った状態からの点検も、月1回実施する

Point

- チェアーのシート面やスピットン、ライトカバー、下周り部分は、それぞれ清潔レベルが違うので、使用するツールは各箇所専用のものを用意する
- ユニットにはデリケートな素材が多く使用されているため、硬い物でこすらない。メラミンスポンジなどは確実に細かな傷をつけるので、できるだけ使用を避ける
- クリーナーやクエン酸の"反応時間"を少し長めにとり、可能なかぎり汚れを分解させる

（写真協力：大阪府・ふくしげ歯科 福重真佐子先生）

07 トイレで発生する汚れを落とすには？

トイレ清掃は、あらゆる施設で大切な位置づけにされているにもかかわらず、方法が定まっていないため、効果的に行われていない場合が非常に多いです。トイレで発生する汚れとは何か、それにどう対処すべきかを明確にすると必要なポイントを把握でき、日々行うべきことを絞り込めます。

多くの歯科医院を見ているなかで、間違いではないものの、非効率であったり、かえって不衛生な状態を発生させている方法が見受けられます。

以下の方法は的確でしょうか。

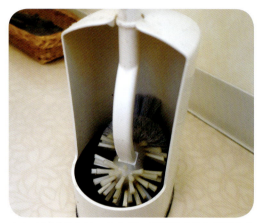
▲トイレブラシは、ホルダーに保管すると清潔さを保てる

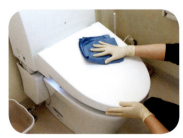
▲便座カバー：乾いたクロスで拭く

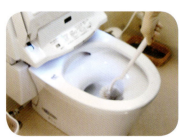
▲便器内：ブラシですばやく清掃

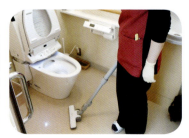
▲床：大きなホコリは掃除機で吸い取る

トイレのクレンリネスは、便座カバーから便器の下周り（**図1**）、便座（**図2**）、便器内（**図3、4**）、水回り（**図5**）、壁・床（**図6**）などに気を配ります。

便座カバーから便器の下周り

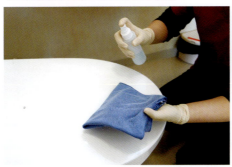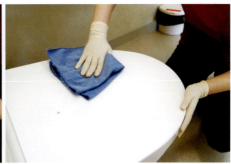

図❶ 便座カバーはプラスチック製のため、乾いたクロスやペーパーで拭き続けると傷が入り、ツヤがなくなることも。清潔さを維持するには、トイレ専用のアルコールを用意し、軟らかなマイクロファイバークロスで清拭する。その後、便器の下周りにもアルコールをスプレーし、トイレットペーパーで拭き上げる

便座

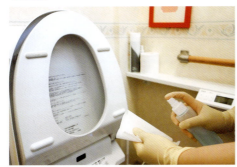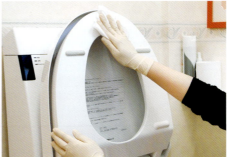

図❷ アルコールをトイレットペーパーにスプレーし、丁寧に清拭する。見落としやすく、尿汚れも堆積しやすい箇所。パーツのつなぎ目部分の溝が汚れている場合、歯ブラシや爪楊枝などで汚れを取り除いておく

便器内

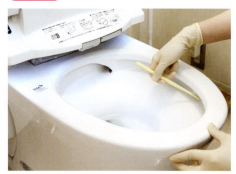

図❸ 便器専用の歯ブラシを使う。トイレブラシは便利だが、フチ裏をしっかりこすり洗いできない。また、保管時に濡れたままになりやすく、不衛生である。市販のトイレクリーナーを散布し、便器専用の歯ブラシによるこすり洗いが最も的確に汚れを落とすことができる。最後に歯ブラシを便器内で洗い、トイレットペーパーで水分を拭き取ると、衛生的保管も容易となる

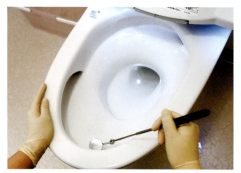

図❹ 茶色い汚れはとても不衛生なイメージ。フチ裏は、水の流れが常にあり、バイオフィルムが発生しやすい箇所。手鏡などで常に点検し、茶色い汚れが確認できるようであれば、次亜塩素酸ナトリウム配合の除菌クリーナーなどで洗浄する

水回り

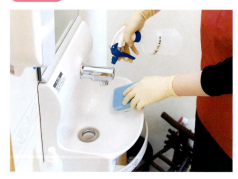

図❺ 水回りは、最も清潔感が求められる箇所であり、主な汚れは手垢と水によるもの。食器用中性洗剤で手垢を落とした後、10％のクエン酸水をスプレーしてスポンジでこすり、水を流しておく。また、便器用クリーナーを使用し、スポンジでしっかり洗浄することでも、汚れを確実に除去できる

07 トイレで発生する汚れを落とすには？

壁・床

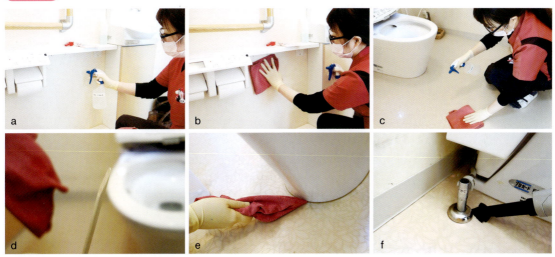

図❻　壁や床には尿ハネがあり、これに気づかないまま放置すると臭いの原因になる。10％のクエン酸水をスプレーし、水で濡らして固く絞ったマイクロファイバークロスでしっかり拭き清掃する。尿ハネの高さの目安は、便器の高さと考える（a〜c）。また、便器と床の境目に尿汚れが残っている場合もあるので、割り箸をカッターで削って薄くしたものなどにクロスをかぶせ、隅までしっかりとクエン酸で拭き清掃する（d、e）。便器横や後ろの配線・配管部分にホコリが溜まったままにならないよう、掃除機にブラシノズル（市販）を装着し、吸引清掃する（f）

▼トイレを清潔に保つ4つの条件と対処法

①尿・便の汚れ
トイレクリーナー、クエン酸を使用
②水による汚れ
次亜塩素酸ナトリウム配合クリーナーを使用
③ホコリ汚れ
掃除機、マイクロファイバークロスを使用
④手垢汚れ
アルカリクリーナー、ガラスクリーナーを使用

Point

- トイレ清掃は、あらゆる施設で大切な位置づけにされているにもかかわらず、効果的に行われていない場合が多い
- 便器専用の歯ブラシを使用すると、最も汚れを落とすことができ、衛生的保管も容易となる
- トイレを清潔に保つための、4つの条件と対処法を活用する

（写真協力：兵庫県・加納歯科クリニック　加納　修先生）

08

どうすればシンクの汚れを除去できる？

　院内で最も汚れやすく、また清潔化に苦労している箇所は水回りではないでしょうか。私が行っている「院内クレンリネス講座」のなかで、水回りの汚れの原因や除去方法を質問しても、明確な答えをもっている方は稀です。

　右図は診療後のシンクです。一見きれいに見えますが、現場のスタッフは「もっときれいにしたい」と思っています。

　どうすればシンクの汚れを除去し、きれいな状態をキープできるでしょうか。

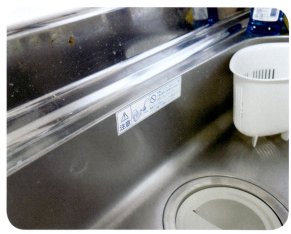

▲一見、きれいな状態をキープしているが……

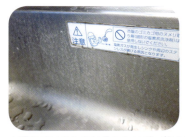 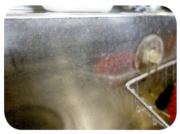 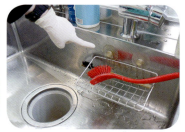

▲濡れているときは見えないが、乾くとステンレス表面に浮き上がってくる白い汚れ。とくに、シンクの縦の面、蛇口部分にその汚れが目立つ。時には、汚れが堆積して「白いシンク」になっていることも……。どうすれば労力を抑えて短時間で汚れを除去し、きれいな状態をキープできるのだろう？

水道水には、4大ミネラルである「カルシウム」「ナトリウム」「カリウム」「マグネシウム」が含まれています。地域によって成分に差はありますが、バランスよく配合されています。水回りの白い汚れは、アルカリ性の「カルシウム」が原因であり、「酸」で分解・除去します。

　家庭用クリーナーに含まれる酸には、「塩酸（トイレ洗剤など）」「スルファミン酸（トイレ・配管洗浄剤など）」が挙げられます。院内で継続的に使用するには、手に入りやすく安全性が高い「クエン酸」が効率的です。クエン酸は、主に「クエン酸水」にすると使いやすいでしょう。図1～8で使い方を説明します。

シンクのクレンリネス

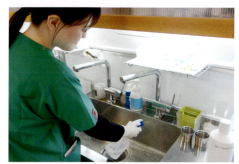

図❶　10％程度のクエン酸水をスプレーする

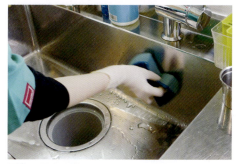

図❷　反応時間として1～3分程度おき、スポンジで擦り洗いする

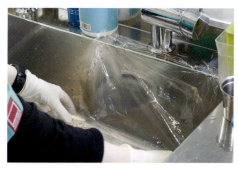

図❸　汚れの層が厚い場合は、クエン酸水をスプレーした後にラップフィルムを貼り、反応時間として15～30分程度長めにおく

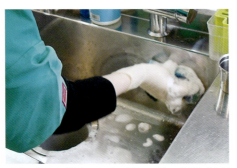

図❹　汚れを除去して水で流した後、食器用洗剤（中性・弱アルカリ性）で洗い、中和する（錆防止）

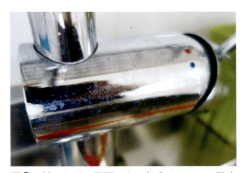

図❺　蛇口などの平面でない部分は、クエン酸水が均一に付着しにくい

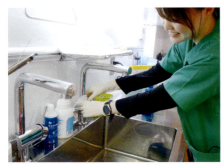

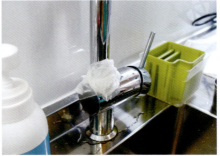

図❻　10〜30％のクエン酸水にティッシュペーパーを浸し、清掃部分に貼りつける。ティッシュペーパーを重ねて厚くすると、乾燥防止に効果的である。反応時間として15分程度おくことで、汚れを簡単に除去できる

「クエン酸」とは？

　クエン酸は、主にドラッグストアやホームセンター、スーパーなどで販売されています。酸性成分は梅干しやレモンと同じで、原料である食物のデンプンを発酵させて作る自然健康食品であり、粉末状やフレーク状のものがあります。純度によって3つのグレードに分けられ、ドラッグストアの日本薬局方コーナーでは「医薬品グレード」、スーパーの食品売り場では「食品添加物グレード」、ホームセンターやスーパーの台所雑貨用品、または清掃用品コーナーでは「工業用グレード」を取り扱っています。シンクの清掃には「工業グレード」で十分です。

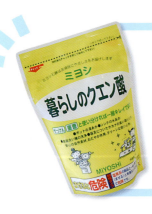

◀「暮らしのクエン酸」（ミヨシ石鹸）

08 どうすればシンクの汚れを除去できる？

ステンレス表面の変色

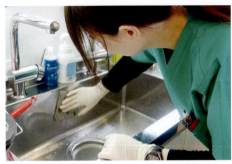

図❼ 次亜塩素酸水などの機能水を使用している場合、シンクのステンレス表面の浅い部分が変質し、変色することがある。「鏡面仕上げ用」（研磨剤）がついたスポンジに水をつけて擦り洗いすると、きれいな面が出てくる

きれいな状態をキープ

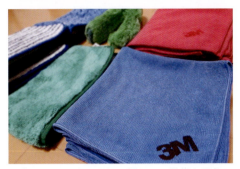

図❽ カルシウムによる汚れは、乾くと硬化して取れにくくなるため、水滴が乾く前に拭き取る。拭き取りには、「マイクロファイバークロス」（3M）の使用が効果的。水道を使用するたびに拭き取るのが最も有効だが、昼休み前や業務終了時の2回に分けて行うだけでも、状態をキープしやすくなる

使用を避けたほうがよい資材

カルシウムによる汚れは年数が経つと厚みが出てしまうため、一度で除去できないことがある。そのときは無理をせずに、クエン酸水＋ラップフィルムによる作業をスケジュールに組み込み、繰り返し行う。スチールウールや金属タワシは、ステンレス表面に無数の傷をつけて汚れや錆が出やすくなるので、使用を避ける

Point

- シンクの白い汚れの原因は「カルシウム」
- カルシウムはアルカリ性のため、汚れの除去には酸性物質である「クエン酸」を使用すると安全で便利
- カルシウムによる汚れを予防するには、水滴が乾く前にしっかり拭き取ることが重要

（写真協力：長崎県・葉山歯科キッズデンタルクリニック 葉山康臣先生）

09

フロアのツヤを長持ちさせる方法って？

多くの歯科医院で、「フロアのツヤがすぐになくなる」、「フロアワックスの減りが早い」という声をよく聞きます。フロアのメンテナンスの方法として、清掃業者に依頼する「フロアクリーニング」がありますが、その依頼形式もさまざまで、効率のよい方法が確立されていないのが現状です。

歯科医院のフロアは汚れの原因物質が発生しやすいため、きれいな状態をキープするには、メンテナンスやクレンリネスを効果的に行う必要があります。では、具体的にどうすればよいのでしょうか。

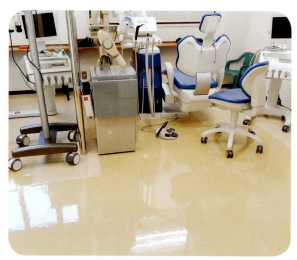

▲ツヤのある状態をキープしたいが……

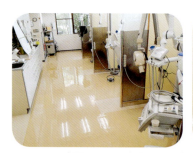
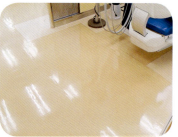
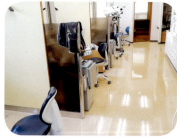

▲フロアの表面にツヤを出すには、表面が平滑（平ら）であることが必須。表面の平滑さを失わせるもの、表面を傷めるものを除去し、きれいな状態をキープしなければならない。表面の平滑さを失わせるものや表面を傷めるものとは何であろうか？　また、それを的確に除去するには、どのような方法があるのだろうか？

A

歯科医院のフロアに発生しやすい汚れの原因物質には、

ⓐ **一般的な汚れ：衣服などのホコリ、毛髪、皮脂（フケなど）、建物外部からの汚れ**
ⓑ **歯科特有の汚れ：切削粉塵、水分、ロウ、薬液、樹脂類、金属類、血液、唾液**

などが挙げられます。そのなかでも粉塵類は、フロアワックスの表面を傷める主な原因であり、レンタルモップや掃除機では完全に除去できません。

粉塵類の除去は、フロアをきれいにキープするうえで重要です。粉塵類やホコリ、毛髪などの乾いた汚れは、乾式モップで除去します（乾式清掃）。また、水滴やミスト状に落ちた水分は、乾いた汚れを抱き込みながらフロアワックスに浸透し、水による汚れとなります。その除去には、濡れたモップやクロスを使用します（湿式清掃）。図1～6で説明します。

清掃ツールを選ぶポイント

掃除機	大きなゴミやフロア角のホコリの除去
マイクロファイバーモップ	粉塵類の除去（乾拭き、水拭き）→ 家庭用不織布ワイパーでも可
レンタルモップ	毎日洗えない、交換ができないため、基本は隙間や角のホコリの除去のみ
プラスチック板	歯科用パラフィンワックスなどをこそぎ取る（スパチュラはフロアワックスを傷める原因となる）

診察室のフロアのクレンリネス

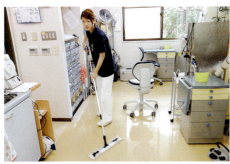

図❶　マイクロファイバーの乾式モップで粉塵類を除去する

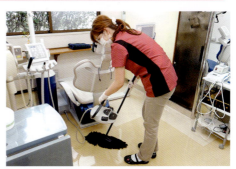

図❷　ユニット周りの狭い部分は、レンタルモップや掃除機をピンポイントで使用すると効率的

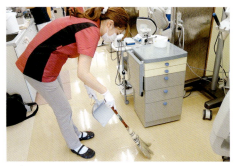

図❸　印象材などの材料類やゴミは、あらかじめおおまかに除去しておく

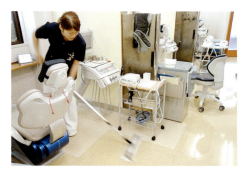

図❹　水に濡らして固く絞ったモップで水拭き。頻度は状況によるが、可能なかぎり毎日行う

フロアクレンリネスの盲点

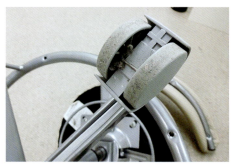
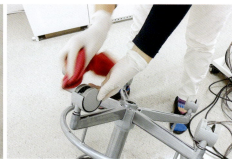

図❺　スツールやキャビネットのキャスターにフロアに落ちた歯科用ワックスがつき、そこに粉塵類が付着すると、フロアワックスに細かな傷がついたり、スツール下のフロアワックスが剝離する原因になる。水に濡らして固く絞ったマイクロファイバークロスで擦るように拭き清掃し、フロアの汚れが改善した例が多数ある。一度で完全に除去するのは手間がかかるが、日々のスケジュールに組みこんで繰り返し除去することで、次第にきれいな状態をキープできるようになる。時間のかかる作業を日々の小作業の積み重ねによって楽に済ませることも、清潔化を進めるためには必要である

09 フロアのツヤを長持ちさせる方法って？

清掃ツールを清潔に保つ

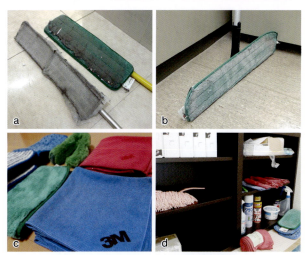

図❻ レンタルモップは、モップ自体も清潔にキープしなければならないため、できるだけ洗えるものや使い捨てのものを使用する。aやbのような保管方法ではなく、cやdのように、ツールは使用したら洗い、清潔な状態で保管する

> **「フロアのツヤがすぐになくなる」、「フロアワックスの減りが早い」のはなぜ？**
>
> 　原因はさまざまありますが、その理由として最も多いのが「乾拭き不足」です。ツヤをキープするには粉塵類を除去し、フロアワックスの表面に傷をできにくくすることが大切です。また、「フロアがすぐに汚れる」、「フロアワックスの透明感がもたない」場合、「水拭き不足」が原因であり、水による汚れがフロアワックスに浸透している、または擦り込みの度合いが大きいことが考えられます。
>
> 　「乾拭き」と「水拭き」の目的はそれぞれ異なりますが、きれいなフロアを長くキープするため、どちらも意識して行いましょう。

Point

- フロアワックスを傷める主な原因の粉塵類を除去するには、フラットタイプのモップによる乾拭きが有効
- フロアをきれいな状態でキープするには、ゴミの除去（掃除機）、粉塵類の除去（乾拭き）、水による汚れの除去（水拭き）が必須。とくに有効な乾拭きは、業務の合間に可能なかぎりの回数を行うとよい
- パラフィンワックスなどの付着物は、広がるとフロアが汚れる大きな原因となる。毎日確実に除去することが大切

（写真協力：兵庫県・てらだ歯科クリニック 寺田昌平先生）

10

歯科医院での清掃に有効なツールって？

　院内全体をいつもきれいに保つには、清掃（蓄積した汚れをなくす）からクレンリネス（汚れゼロをキープする）の手順を必要とし、どちらも必ず専用のツールを使用します。家庭用を使用する歯科医院も多く、それで十分な場合もありますが、やはり家庭と歯科医院では汚れの原因や度合いは異なります。

　いままで家庭用のツールを使用していた歯科医院で専用のものを導入すると、「楽になった」「いままでよりきれいにできるようになった」という声が聞かれます。また、家庭用をうまく使い、その性能を引き出すことも可能です。歯科医院での清掃に有効なツールには、どのようなものがあるのでしょうか。

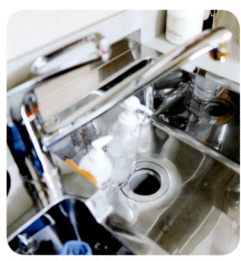
▲水汚れに有効なツールとは？

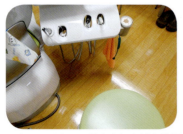
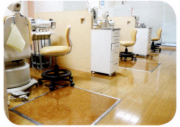
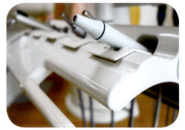
▲クレンリネスで最も大切な拭き清掃。ホコリや水など、拭き清掃で除去できる汚れの原因物質は多い。業務内にどれだけ拭き清掃を取り入れられるかが、医院の清潔さや美しさを決める。汚れに応じたツールの使用も、効果や効率をアップさせる

歯科医院での清掃に有効なツール：フロア（図1～3）、シート汚れ（図4）、拭き清掃（図5～7）、水汚れ（図8～11）、ガラス汚れ（図12、13）を紹介します。

フロアに有効なツール

歯科医院のフロアの汚れの原因は一般環境と大きく異なり（本章09参照）、また家庭やオフィス、飲食店などよりも原因物質が多く、いかに効率的に取り除くかがポイント。

- 家庭　　：ホコリ、毛髪、空気中の水分
- オフィス：ホコリ、毛髪、空気中の水分、外部の土砂、事務用品のクズ
- 飲食店　：ホコリ、毛髪、空気中の水分、調理で発生する油煙、外部からの土砂、食べこぼし
- 歯科医院：ホコリ、毛髪、空気中の水分、外部の土砂、事務用品のクズ、金属、樹脂、薬品、切削粉塵、歯科材料類

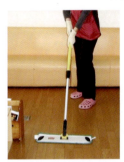
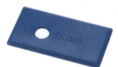

図❶　マイクロファイバーのモップは、フロアの粉塵類を効率的に除去できる。掃除機がけと通常のモップによる清掃からマイクロファイバーモップに変更し、フロアの状態が大きく改善した例は数えきれない

図❷　フロアに落ちたパラフィンワックスを取り除くには、金属より樹脂のスクレーパーが適している。フロアを傷つけずに簡単に作業できる

図❸　隅のホコリや毛髪、歯科材料などをすばやく除去するには、掃除機が適している。スティックタイプはコードレスのものが多く、使いやすい

シートの汚れに有効なツール

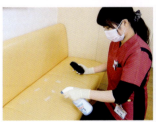
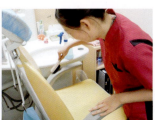
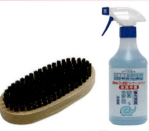

図❹　ビニールや合皮のソファー、チェアーの表面の汚れは弱酸性のため、クリーナーは弱アルカリ性のものが有効。シート表面はシワ加工が施してある場合が多く、クリーナーをスプレーしたあとにブラッシング（靴用ブラシの天然毛は軟らかく、素材を傷つけない）することで、すべての汚れを分解し、取り去ることができる

拭き清掃に有効なツール

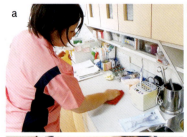
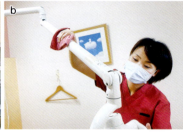
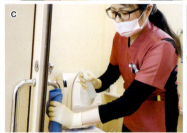
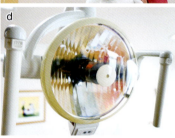

図❺　クレンリネスの基本は、「ホコリがないこと」「乾燥していること」。院内全体をチェックし、ホコリや水汚れがないように対象箇所をリストアップする。拭き清掃のツールには、ホコリの絡め取り性能や汚れのかき取り性能が高いものがよい。a：水分は早めに拭き取り、汚れを防止する。b：ユニットのアームなどは、周囲にホコリが飛散しないようにマイクロファイバーで乾拭きする。c：ドアの手すりの手垢は、マイクロファイバークロスで拭くとクリーナーを使用せずに除去できる。d：ユニットのライト周りは、樹脂を傷つけにくい軟らかいマイクロファイバークロスで手入れすると、透明度がキープされる

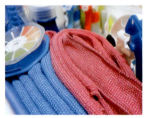

図❻　超極細繊維であるマイクロファイバークロスは、1本1本の繊維が細いため、ホコリを絡め取りやすく、繊維の抜け落ちもない。汚れを押し伸ばさずにかき取るため、ガラスについた指脂などはクリーナーを使わずに除去できる。洗っても繰り返し使えるなど、耐久性も高い

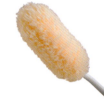

図❼　市販のハンディーワイパーはホコリを絡め取る性能が高く、安価なため、クレンリネスに向いている。受付に常備し、待合室などで活用するとよい

クリーナーの性質

一般環境や歯科環境の汚れは数種類に分かれ、汚れの性質によってクリーナーを使い分けましょう。

- 弱酸性汚れ　　　…油汚れや皮脂、空気中の浮遊粉塵　　→ 弱アルカリ性クリーナー
- アルカリ性汚れ…水道水中の成分によるもの（水垢など）　→ 弱酸性クリーナー・クエン酸
- 貼りついた汚れ…パラフィンワックスなど　　　　　　　→ スクレーパーなど（物理的除去）

10 歯科医院での清掃に有効なツールって？

水汚れに有効なツール

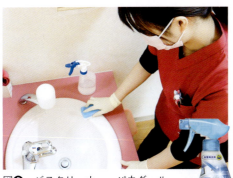

図❽ バスクリーナー。パウダールームの陶器洗面ボウルなどの汚れは、風呂の汚れと共通しており、すばやく落とせて効果的

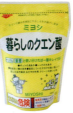

図❾ 工業グレードのクエン酸。常時使用するときは、10％の希釈液を使うとよい

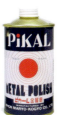

図❿ 金属研磨剤。粒子の細かい製品は、素材を傷つけずに汚れや小傷を落とし、ツヤを出す

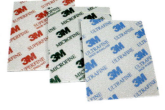

図⓫ スポンジ研磨剤。堆積して時間の経過とともに硬化しているスケールは、安全な研磨シートで削り取ることで、時間と労力の節約に繋がる

ガラス汚れに有効なツール

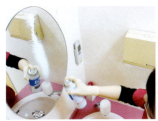

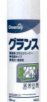

図⓬ フォームタイプのガラスクリーナーは、拭き取りしやすく、手早く作業ができる。また、シリコーン配合のものは、ガラス表面にシリコーン皮膜ができるため、拭きやすく、ツヤと透明感が出る

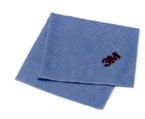

図⓭ ガラス用マイクロファイバークロス。汚れのかき取り性能が高く、繊維の抜け落ちもないため、ガラスに汚れが残らず、きれいに仕上がる

Point

- クレンリネスの基本は、「ホコリがないこと」と「乾燥していること」である
- 汚れの性質を知り、適したクリーナーやツールを使用することが時短に繋がる
- 業務時間内にどれだけ拭き清掃を取り入れられるかが、医院の清潔さや美しさを決める

（写真協力：兵庫県・加納歯科クリニック 加納 修先生）

11 シンクに付いた石膏を効率よく除去するには？

消毒室のシンクの汚れは、ほとんどがアルカリ性の炭酸カルシウムが原因であり、酸性のクエン酸で分解・除去できることを本章08で解説しました。

さらに、院内には技工室のシンクがあります。技工室の清掃は優先度が低くなりがちで、長期間堆積した石膏は除去が容易ではなく、その方法もわからないまま、半ば諦めたような状態が見受けられます。しかし、除去の方法と手順さえわかれば、きれいな状態をキープすることも難しくありません。

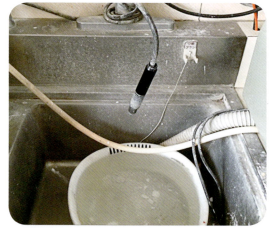
▲石膏の除去には、どんな方法が有効か

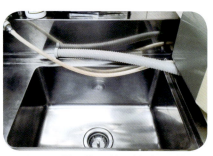
▲スタッフが計画的に清掃（堆積した汚れを落とすこと）を行った

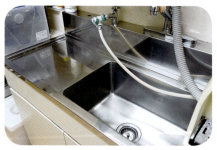
▲清掃完了後はキープするだけではなく、手入れを続けることで、さらに美しさを保てる

A

　シンクの白い汚れは、主に水分中の炭酸カルシウムであり、軽い酸であるクエン酸で溶解できます（食酢でも可）。石膏は硫酸カルシウムが主成分であり、クエン酸で完全に除去することはできませんが、石膏の表面を軟らかくすることは可能です。

　まずはクエン酸で石膏の表面を軟らかくし、物理的な手段を併用して少しずつ除去していくのが確実な方法であるといえるでしょう（図1～4）。

> **石膏を溶解する物質**
>
> 　クエン酸は、すぐ手に入る酸の中では「安全」とされていますが、その洗浄効果は決して高くはありません。
> 　一方で、スケール（水垢）に対する塩酸の溶解力は一般の酸のなかでは最大で、すばやい除去が可能です。しかし、金属に対する腐食性が高く、また揮発性で刺激臭が強く、目や皮膚を侵す可能性が高いため、使用すべきではないでしょう。

石膏（＝硫酸カルシウム）を除去

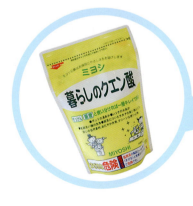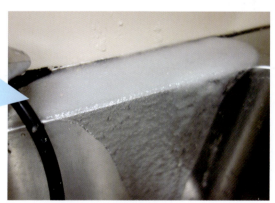

図❶　石膏の上に粉末状のクエン酸（暮らしのクエン酸：ミヨシ石鹸）をふりかけ、水をスプレーしてペースト状にし、濃度の高い状態を保ちながら30分程度、反応時間をおく

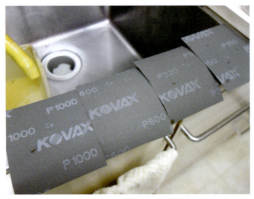

図❷　左から、1,000番、600番、320番、150番の耐水サンドペーパー。クエン酸を水で流した後、耐水サンドペーパーで研磨する。耐水サンドペーパーの番手（粗さ）は数種類あり、数が大きいほど目が細かく（研磨性能が弱く、傷が浅く）なる。厚い石膏を最初に削るには、320番が適している。シンクのステンレスを直接擦ってしまうと傷が目立つようになるので、状態を慎重に確認しながら、番手を細かくしていく

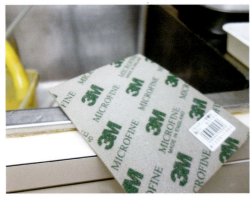 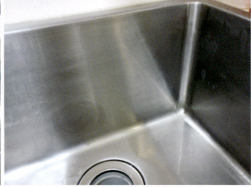

図❸　左：スポンジ研磨材（3M）、右：石膏を完全に取り除いた状態
石膏を取り除きながら、スポンジ研磨剤でステンレス表面の変質部分を研磨する。スポンジ研磨材を水に濡らして軽く擦るだけで、ステンレス表面の黒いシミがなくなり、滑らかになる。ステンレス表面に傷がつくと錆びやすいと思われがちだが、研磨材やクレンザー程度の傷であればステンレスの性能が落ちることはない（完全に傷がつかないわけではない）

11 シンクに付いた石膏を効率よく除去するには？

きれいをキープする

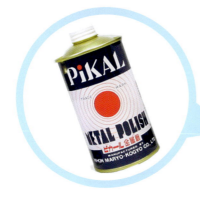
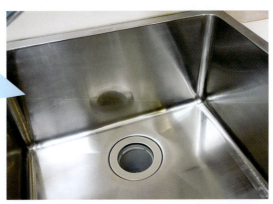

図❹　毎日しっかり水洗いすることがきれいをキープする秘訣。拭くだけでも、以前の状態に戻ることはない。家庭用金属研磨剤（ピカール：日本磨料工業）を使用すると、さらなる効果を期待できる

Point

- 石膏の表面をクエン酸で軟らかくすることで研磨しやすくなる
- 石膏は堆積すると非常に除去しにくいので、毎日しっかり水洗いすることがきれいをキープする秘訣
- 家庭用金属研磨剤で手入れすることで、さらにステンレスの表面が滑らかになり、きれいな状態をキープできる

（写真協力：鹿児島県・祁答院歯科クリニック　祁答院公興先生）

12
365日きれいな医院をキープするための仕組みとは？

　本章の01〜11では、いつもきれいな医院を目指し、「誰でもできる」、「安全である」、「できるだけ費用をかけない」、「特殊なクリーナーやツールを使わない」を軸に、その方法と効果を解説してきました。

　食品製造業や外食産業、ホテル業界では、クレンリネスは当たり前の概念です。今後、歯科から独自のノウハウを発信し、医療界だけでなく、すべての業種をリードできるようになってほしいと思います。

　クレンリネスで最も大切なのは、「楽しく行う」ことです。ただ掃除をするだけでなく、効果的な方法を試行錯誤したり、忙しい業務のなかから作業時間を捻出したり、時短への取り組みをしたりなどが必要です。しかし、それはキャリアや年齢、職種を越えてフラットに取り組めることでもあります。クレンリネスを行うことで、院長やスタッフとコミュニケーションを図れたり、スタッフ全員の共通目標にも繋げられたりします。その過程を楽しみ、結果的に医院がいつもきれいな状態をキープできたなら、筆者としてうれしいかぎりです。

　本項では、クレンリネスの開始から仕組みが構築されるまでの道のりを考えてみます。

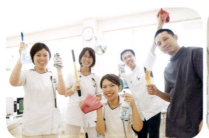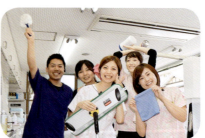

▲笑顔が生まれるまでの道のりとは……（写真協力：鹿児島県・祁答院歯科クリニック　祁答院公興先生［左］、熊本県・Uデンタルクリニック　有働拡史先生［右］）

クレンリネス構築までの道のり

クレンリネス導入期（1ヵ月）

クレンリネスの開始を発表	院長がクレンリネスの開始を発表する。クレンリネスとは何か、また必要性を説明する
院内チェック	最終的な目標やクレンリネスのスケジュールを決めるため、現状を話し合う。患者さんとスタッフの視点の両方を全員で厳しくチェックし、問題点を書き出す
院内ミーティング	クレンリネスリーダーを決め、クレンリネスチェックの結果をもとに、改善が必要な項目を3分担に仕分けする。清掃段階のイメージを話し合う
スケジュールの作成	作業の優先順位を決め、所要時間を考えながらスケジュールを割り振る。各項目のスケジュールは、念のため余分に時間を取っておく
清掃ツールの整備	箇所ごとに必要な清掃ツールを整備する

解説

- **クレンリネス**
  予防清掃。汚れやすい箇所を常に手入れすることで、汚れを軽いうちに取り除き、きれいな状態をキープできる。「清掃」とはいままでに蓄積した汚れを落とすこと、「クレンリネス」とは汚れゼロをキープすることと位置づけると理解しやすい

- **クレンリネスのメリット**
  きれいな状態が明確になる。汚れの性質を知ることで、効果的な対処が可能になる。汚れを軽いうちに取り除くため、「清掃ツールの消費の抑制」、「作業の時短化」、「労力の最小化」が考えられる

- **院内ミーティング**
  クレンリネスリーダーの選任や清掃スケジュールの決定、院内にあるツールとクリーナーの整理・整備の方針を決定する。この段階でのクレンリネスリーダーは、作業時間の確保や清掃スケジュールと進捗状況の把握、マニュアル作成に向けて記録を整理する。常に情報収集を行い、メンバーが楽しく進められるように工夫する

- **クレンリネスチェック**
  汚れだけでなく、院内で不快に感じることなどをすべて書き出す。定期的に行うと効果的

- **3分担**
  改善が必要な項目を「A：スタッフ全員で対応可能な箇所」、「B：修理や交換をしたほうが効率がよい箇所」、「C：外部に依頼する箇所」に仕分けする

- **清掃ツールの整備**
  汚れに対して有効な清掃ツールを厳選し、消費を必要最小限に抑える。ツールリストを作り、誰が見ても用途などがわかるようにする

清掃期（3ヵ月）

清掃の開始	優先度が高く、難易度の低い箇所から清掃を始め、時間を計りながら終了地点を決定する
区域分け	玄関や待合室、診療室、消毒室、技工室、スタッフルームなど、区域を分けて順々に清掃を行う
清掃作業	汚れの性質に対して適切な作業を確実に行い、クレンリネスに繋げる。清掃の完了時点で、クレンリネスでキープしていくことを意識しておくとスムーズ

解 説

● 清掃順序
清掃は難易度が高く、重労働というイメージがある。そのため、結果が出やすく、メンバーのテンションを高めやすい箇所から始めると効果的

● 清掃開始時にリズムを掴む方法
スタッフ全員で1ヵ所を集中的に1週間清掃し、業務のなかで少しずつ清掃に対するリズムを作る。他の場所はいままでと同じ方法で清掃し、1ヵ所だけ集中して行うのがポイント

● クレンリネスへ繋げる清掃
清掃作業により、そこに発生する汚れとその性質や除去方法が明確になる。クレンリネスは清掃の簡易型と位置づけることもできるため、清掃の完了時点からキープすることを意識し、クレンリネスに移行しやすくする

クレンリネスミーティング

「クレンリネス導入期」だけでなく、「清掃期」や「クレンリネス移行期」、「クレンリネス構築完了後」も、定期的にミーティング行うことが有効です。「清掃期」や「クレンリネス移行期」は作業方法の標準化やよりよい方法の伝達を中心に、「クレンリネス構築完了後」はスケジュールの改善による省力化や時短化のため、またスタッフ全員による作業の均質化のために行います。

クレンリネス移行期（3ヵ月）

クレンリネスの開始　清掃が完了した箇所から、クレンリネスの作業へと移行する

● クレンリネスマニュアルの作成
　清掃作業中から、クレンリネスマニュアルを作成しておく。箇所ごとに写真を撮り、それぞれのきれいの条件とクレンリネスの方法を記入する。新たな記載事項が増えるたびに更新し、完成度を高めていく

● 年間スケジュールの作成
　毎日行うクレンリネスから年に一度行うことまでを周期ごとに分け、年間を通したスケジュールを作成する。それに沿って作業することで、いつもきれいな状態に保てるようにする。これにより、クレンリネスの漏れがなくなる。また、汚れの程度に応じて周期を変えて作業時間を改善し、作業全体の時短を実現できるようにする

クレンリネスアピール

　クレンリネスの活動を患者さんに伝え、安心感をもってもらえれば、医院のイメージアップに繋がります。たとえば、院内新聞にトピックスとして掲載する、待合室にクレンリネス実施医院であることを示す掲示物を用意する、HPに環境整備の様子を載せるなど、アピールすることが大切です。きっと、スタッフのモチベーションアップにも繋がります。

Q&A

Q7 スタッフのモチベーションを維持するには、どうすればよいでしょうか？

A まずは"清掃"を徹底して行い、「きれいになった状態」を体験することで意欲が湧いてきます。それを維持するには、定期的または不定期に客観的にチェックし、結果を発表するなど、成果を評価するシステムを作ることも１つの方法です。外部の関係者にチェックを依頼するのも、ゲーム感覚と緊張感があって有効です。

　もう１つは外部への発信です。ホームページやブログ、Facebookなどに「医療施設として"お掃除（家庭レベルの対処）"ではなく、"クレンリネス（予防清掃）"で環境の清潔を保っています」などと、取り組みの内容を定期的に発信するとよいでしょう。だんだん発信すること自体が楽しくなり、医院への自信も増してきます。また、患者さん以外の人も多く見ているので、医院のイメージアップ効果は大きいです。

Q8 "清掃"から"クレンリネス"に移行する期間は？

A 過去の例では、医院によって３ヵ月から１年と、期間に幅があります。歯科医院が100軒あれば、100通りの状況があります。焦らず、無理をせず、できることから着実に進めてください。

　万が一、結果が出せなくて途中で滞りそうな場合は、迷わずプロの手を借りましょう。継続が何より大切です。１年経ったときに、クレンリネス開始前の写真と現状を比較すると、「いつの間にか、たいへんなことを実現していた」と驚いた例もあります。これは、スタッフにとってとてもうれしいことです。

Q9 メラミンスポンジを使うと汚れがよく落ちます。積極的に使えばよいでしょうか？

A メラミンは硬質の樹脂です。汚れを"削り取る"ため、対象面を傷つけたり破損したりする可能性があり、お勧めできません。たとえば、フロアに用いると、ワックスが剥がれてしまいます。プラスチック（樹脂）は確実に傷が入ります。壁のビニールクロスでは、破れたり剥がれたりする可能性があります。院内で使用できる箇所としては、ステンレス面が考えられますが、ここでも見えにくく、気づきにくいだけで、メラミンスポンジによって傷はついています。

クレンリネス
実践歯科医院事例

NATURAL TEETH　80
Uデンタルオフィス　82
いちき歯科　84
いまはやしデンタルオフィス　86
なかの歯科クリニック　88
はなだ歯科クリニック　90
加納歯科クリニック　92
祁答院歯科クリニック　94
仙台東口矯正歯科　96
竹屋町森歯科クリニック　98
ほりべ歯科クリニック　100
日本橋すこやか歯科　102

デンタルクレンリネス実践歯科医院❶
NATURAL TEETH （高﨑智也 院長）

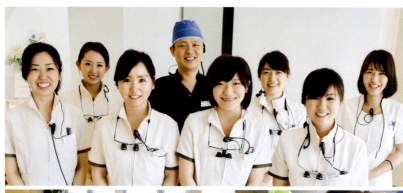
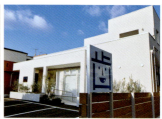
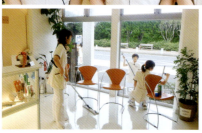
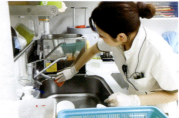
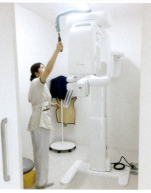

【医院DETA】
- 住所：長崎県平戸市生月町壱部浦3-1
- スタッフ：
  歯科医師　　1名
  歯科衛生士　6名（パート2名含む）
  受付　　　　1名
- チェアー：4台（歯科衛生士専用ユニット1台）
- マイクロスコープ：3台
- クレンリネス歴：3年

● クレンリネス導入の経緯

　クリニックが開業9年を迎えたとき、動線や消毒、システムの見直しを行いました。もっと効率よく、負担にならない掃除の方法を模索中に、小林さんとの出会いがありました。丁寧な講義と、目の前での実演・指導で「こんなにきれいになる！」ことをスタッフ全員で共有できました。フロアの清掃は、定期的に他社に依頼していましたが、9年も経つとある程度の汚れは仕方ないと諦めていました。しかし、小林さんに依頼した翌日に見たピカピカのフロアは感動的でした！　それ以来、スタッフ全員でクレンリネスに取り組んでいます。

Before

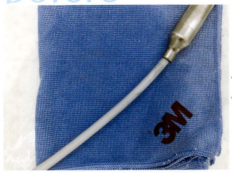

▲クレンリネス導入前。汚れている状態のハンドピースのコード

After

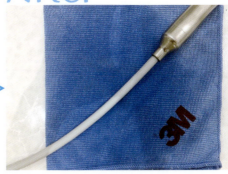

▲クレンリネス導入後。以前は、コードまで目が届いていなかったが、いまではきれいに維持している

● クレンリネスを実践して

　クレンリネスの理念や方法を教えてもらったからといって、日々の診療のなかでコンスタントにスタッフ全員が行うことは難しいものでした。そこで、水曜日の診療時間を1時間休診にして「ウェンズデークレンリネス」と称して取り組むようにしました。さらに、すべてのクレンリネスの箇所をスタッフ全員が同じようにできるように、表を作って毎週ローテンションを組み、実践しています。

　クリニックが海の目の前という立地を踏まえ、外の窓掃除を取り入れるなど、小林さんのアドバイスのおかげでNATURAL TEETH オリジナルのクレンリネスを作ることができました。また、新しいスタッフがすぐに取り組めるように、クレンリネスマニュアルも作成しています。年末の大掃除も特別なことをせずに毎週行うクレンリネス＋αで終われるので、大掃除のための時間と労力が軽減されました。

クレンリネスリーダーに聴く！

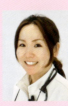

「継続は力なり」
豊嶋麻美
（歯科衛生士）

　日々のクレンリネスのおかげで、スタッフのクリニックを清潔に保とうとする意識が上がり、クリニック内を常にチェックするなど、視野も広がりました。

　開業から11年経過した当クリニックは、2016年の春に新しい場所へ移転しました。以前と同様に、真っ白なクリニックを10年後も同じ状態で維持していきます。今後も院長を含め、スタッフ全員で日々クレンリネスに取り組みます！

デンタルクレンリネス実践歯科医院 ❷
U デンタルオフィス （有働拡史 院長）

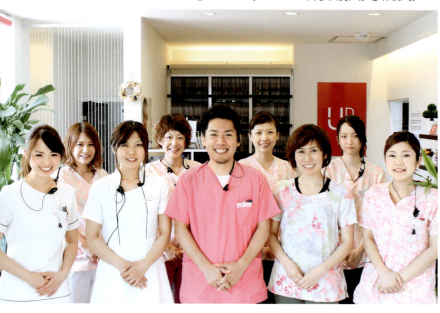
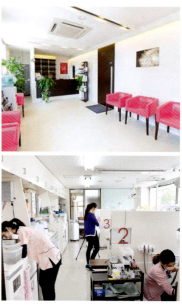

【医院 DETA】
- 住所：熊本県熊本市東区月出3-1-45
- スタッフ：
  歯科医師　　1名
  歯科衛生士　5名
  受付　　　　1名
- チェアー：4台
- クレンリネス歴：4年

● クレンリネス導入の経緯

　開業して30年になる歯科医院を4年前に引き継いだ院長は、長年使用されたチェアーの汚れが気になっていたそうです。そんなとき、汚れの落とし方が書かれた小林さんのブログを発見。そこで、どういう方法で頑固な汚れを落としたらよいのか、詳しく知りたいと思い、小林さんにメールを送ったところ……。小林さんからの返事は、「直接うかがいましょうか？」。まさか、姫路から来ていただけるとは思ってもおらず、驚きと戸惑いのなか、内覧会の直前に清掃をお願いし、そのときから私たちのクレンリネスがスタートしました。

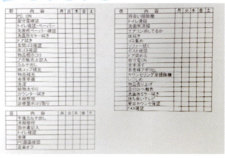

▲以前の清掃のチェックリスト。記入忘れが多かった

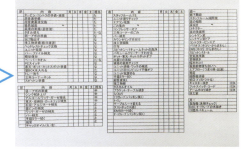

▲各清掃場所の責任者を決めたチェックリスト。チェック項目が多くなった。院長とリーダーが最終確認を行う

●クレンリネスを実践して

　クレンリネス導入当初は、診療の合間に清掃することは少なく、診療後の清掃に時間がかかっていました。それを改善できないかと、スタッフそれぞれが診療の合間に、できる範囲の清掃を行うようになり、診療後の清掃時間短縮に繋がったように思います。

　導入前は、チェックリストの記入忘れ、スピットンや技工室が汚れたままなど、よい状態ではありませんでした。そこで、導入後は場所ごとに責任者を決め、先生にチェックリストを提出するようにしました。いまではほとんどチェック漏れもなくなり、リーダーが最終確認をしています。そして、汚さないことを心がけるようになり、継続性も身につきました。これからは新人にも、どこから清掃を行えばよいのかがわかるように、チェック項目の優先順位を決めるなど、当院のクレンリネスを改善していこうと考えています。

クレンリネスリーダーに聴く！

「クレンリネスはスタッフの活性化にも繋がる」

中武優芽
（歯科衛生士）

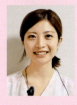

　私は勤めて半年の新人歯科衛生士です。先輩からクレンリネスリーダーを引き継ぎ、最初は言われたとおりにやっていましたが、実践していくうちに、少しの汚れでも目につくようになりました。ミーティングでクレンリネスの議題を入れるようになってから、スタッフ間で意見が出るようになり、個人のクレンリネスに対する意識が高まったように感じます。今後は、診療後の清掃時間をいかに短縮できるか、全員で取り組んでいきます。

デンタルクレンリネス実践歯科医院❸
いちき歯科（市来正博 院長）

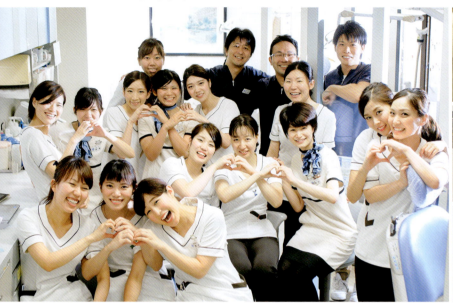
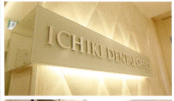
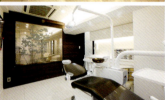
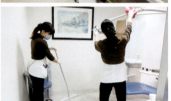

【医院DETA】
- 住所：大阪府大阪市北区東天満1-10-10-2F
- スタッフ：
  - 歯科医師　　4名
  - 歯科衛生士　8名
  - 歯科助手　　4名
  - 受付　　　　3名
- チェアー：8台
- クレンリネス歴：2年

● クレンリネス導入の経緯

　以前より、フロアのワックスメンテナンスはしていました。ワックスをかけても、最初だけきれいですぐに光沢がなくなり、薄汚れていく印象でした。そんなとき、知人より小林さんを紹介され、クレンリネスへの熱い気持ちとプロとしての誇りを感じ、力を貸していただくことにしました。クレンリネス講座や指導のおかげで、医院の状態をよくするためには、日々の清掃の積み重ねとスタッフの意識、クレンリネスの知識が必要であることを、全員で共有できました。まだ改善途中ですが、徐々によくなってきています。

Before

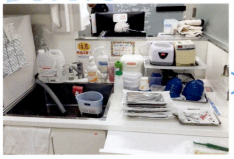

▲クレンリネス導入前のシンク周り。取りやすさを重視した配置になっているが、拭き掃除ができる状態ではない

After

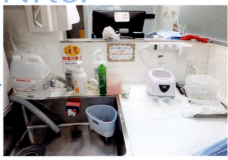

▲クレンリネス導入後。拭き清掃をしやすくするため、必要最低限のものだけが出ているようにしている

●クレンリネスを実践して

クレンリネスを導入して最も変わったことは、ものを捨てる姿勢だと思います。たとえば歯科材料など、いまは違うものを使っているにもかかわらず、もったいないからという理由で残しておき、それによって必要な物の置き場所がなくなっていることは、どこの歯科医院でもあるのではないでしょうか。

当院も例外ではなく、とくにそれを管理する人もいなかったので、どうしたらよいのかわからないまま放置されていたのが導入したときの状態でした。しかし一つ一つ見直し、物の位置を考え、整理することに専念した結果、スペースが生まれました。おかげで新たに滅菌の機材や補綴物の型どりをする機材を導入でき、患者さんへ提供する診療の質も上がっていると感じます。安心・安全の医療を提供するためにも不要品を管理し、整理整頓していくことがいかに大切かを学びました。

クレンリネスリーダーに聴く！

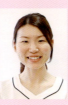

「クレンリネスは
スタッフとの協働で
成し遂げていくもの」

行村香織
（歯科助手）

クレンリネスを通して私は、成長させてもらっていると日々感じます。整理整頓し、清潔な状態を保つための仕組みを定着させるのは容易なことではありません。スタッフそれぞれが責任をもって行ってくれているので、少しずつ定着してきています。まだまだ課題もありますが、協力してくれる仲間がいることに感謝しています。スタッフの協力あってこそ成し遂げられるのがクレンリネスだと感じています。

デンタルクレンリネス実践歯科医院❹
いまはやしデンタルオフィス（今林大輔 院長）

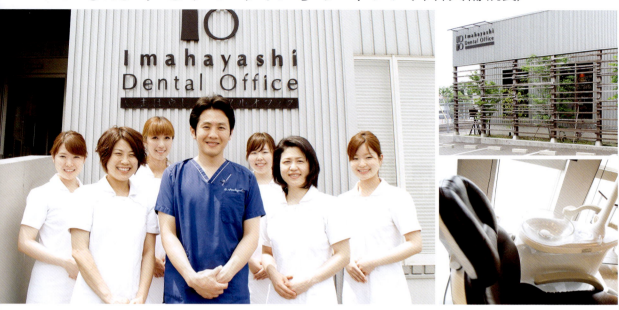

【医院DETA】
- 住所：福岡県田川市白鳥町2110-15
- スタッフ：
  歯科医師　　3名
  歯科衛生士　3名
  歯科助手　　2名
  受付　　　　1名
- チェアー：5台
- クレンリネス歴：3年

● クレンリネス導入の経緯

　開業当初は、大手清掃会社にフロアのワックスがけを依頼していましたが、その仕上がりは可もなく不可もなく……。他によいところがないかと探していたところ、たまたま他院のHPでデンタルクレンリネスのことを知り、そして偶然にも小林さんの講演を聴く機会がありました。その際、小林さんの考え方に共感するところがあり、それがご縁で依頼するようになりました。

　毎回、フロアの隅々までピカピカにしていただき、とても満足しています。

いつもこの状態を保つようにしています

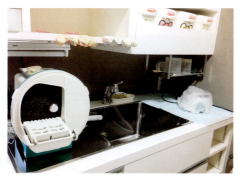

▲クレンリネス導入前の技工室のシンク周り。シンク内に物が置かれ、洗浄が十分にできない。シンク内の汚れはそのまま

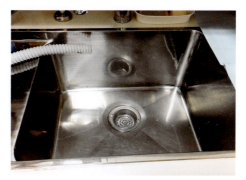

▲クレンリネス導入後。シンク内の物がとり払われ、スッキリ。作業がしやすくなり、汚れも落としやすくピカピカ

●クレンリネスを実践して

　患者さんの目に触れるところだけでなく、見られることのない技工室にも気を配ることで、いつもきれいな環境で仕事をすることができます。そのことが、ヒヤリ・ハット防止にも役立っていると感じます。当院に見学に来られた方にも「技工室もきれいですね」と言っていただけることが多いです。

●共有することの大切さ

　当院には、クレンリネスリーダーはいません。しかしスタッフ一人ひとりに掃除担当のユニットや空間が割り当てられており、各自が責任をもって掃除を行っています。他のスタッフが工夫してクレンリネスを実施しているところを見て、「私のところでも取り入れてみよう！」と刺激を受けていることも多いようです。

　全スタッフが5S（整理、整頓、清潔、清掃、しつけ）を実践することで、ヒヤリ・ハットが減り、働きやすい環境となります。その結果、患者さんにさまざまなメリットが生じるという哲学を共有しています。実際のところ、どこをどのように掃除するというマニュアルがあるわけではなく、スタッフ一人ひとりが自発的に行動しています。

　小林さんに掃除に入っていただいた翌日は、フロアがピカピカでとても気持ちがよく、これを維持しなければ！　とモチベーションもいつも以上に上がります。

デンタルクレンリネス実践歯科医院❺
なかの歯科クリニック（中野稔也 院長）

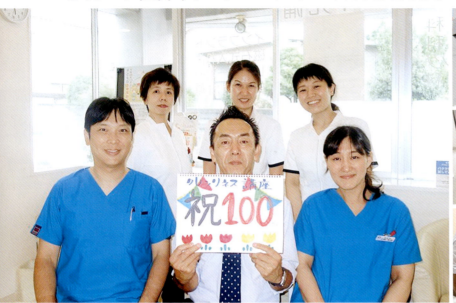
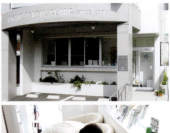
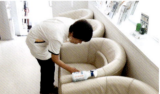
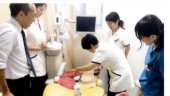

【医院DETA】
- 住所：福岡県北九州市門司区柳町
  2-8-20
- スタッフ：
  歯科医師　　2名
  歯科衛生士　4名
  歯科助手　　1名
- チェアー：4台
- クレンリネス歴：5ヵ月

● クレンリネス導入の経緯

　開業から10年あまりが経ち、多忙を言い訳にしておろそかにしていたもの、それが『クレンリネス』でした。いままで清掃は、「四角いところを丸く掃く」「いまできないところはいつかする」といった意識と状態でした。患者さんに「歯を磨いているのと磨けているのは違うんですよ‼」と伝えてもまったく説得力のない診療室。このままではダメだと思い、クレンリネスの導入となりました。患者さんには安心して気持ちよく治療を受けていただき、私たちスタッフもきれいでストレスなく働ける環境を維持したいと思っています。

Before 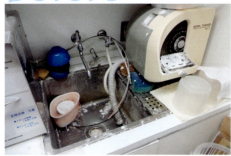 ▶▶▶ After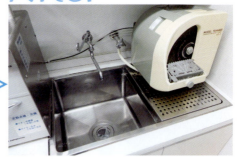

▲クレンリネス導入以前のシンク周り。石鹸箱、ホースなどが無雑作に置かれていて、不衛生であった

▲クレンリネス導入後。無雑作に置かれていたものが整頓され、洗い流した後に拭き上げて乾燥させることを徹底し、常に磨き上げられている

● クレンリネスを実践して

　クレンリネスを導入してからまだ日も浅いため、当院にとって理想的な完成型にはまだ到達していません。これからスタッフ全員で、少しずつよりよい診療室にしていくために行動していかなければ、と思っています。

　導入以前と比べて変わってきたことといえば、終業時の院内清掃です。まだ水回りのところだけですが、「洗い流した後に拭き上げて乾燥させる」ことを徹底できるようになりました。診療室全体から見るとわずかで狭い範囲なのですが、毎日使用するところが常に清潔な状態を維持できているので、次に繋がるよい結果であると考えています。当然ですが、磨き上げられたシンクを見るのは気持ちのよいものです。だからこそ、診療室全体をきれい（清潔）で過ごしやすい空間にしたいと、よりいっそう思うようになりました。

クレンリネスリーダーに聴く！

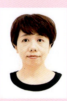

「クレンリネスは一日にしてならず!!」
和田まり
（歯科衛生士）

　クレンリネスに限らず、医院で新たに何かに取り組もうとするときにはスタッフ全員（もちろん院長も含めて）の気持ちが1つになることが大切だと思います。ただ、クレンリネスは期間限定ではなく、日々ずっと継続していくもの。一度にすべてうまくいかなくても、コツコツと積み木を組むように続けていき、方法もシステムも自分の医院に合わせて変えていけばよいと思います。「クレンリネスは一日にしてならず!!」です。

デンタルクレンリネス実践歯科医院❻
はなだ歯科クリニック（花田真也 院長）

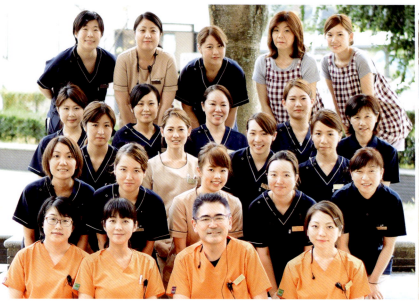
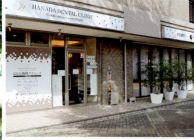
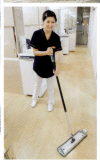
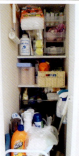

【医院 DETA】
- 住所：福岡県大野城市白木原1-17-4-1F
- スタッフ：
  歯科医師　　4名　　受付　　　3名
  歯科衛生士　9名　　滅菌専任　5名
  歯科助手　　4名　　保育士　　3名
- チェアー：10台
- クレンリネス歴：2年

● クレンリネス導入の経緯

　当院では、小林さんを招いて院内でクレンリネス講座を開き、なかなかきれいにできない歯科医院特有の汚れをプロの技で落とせることを知り、スタッフ全員が感激しました。それから4名のクレンリネスリーダーを選び、小林さんとともに院内のクレンリネスの向上に努めてくれています。とくに手薄になりがちな拭き掃除をスタッフ各々が行うようになり、きれいという意識レベルが上がったおかげで、空気が澄んだようにさえ感じます。さらに予防清掃を徹底し、診療終了後の掃除が必要のない診療室を目指しています。

Before
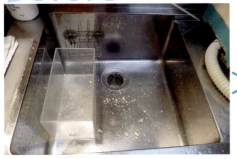
▲導入以前の技工室のシンク。この状態で朝を迎えていた

After
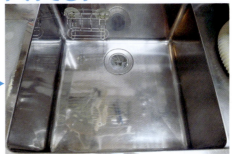
▲導入後の技工室のシンク。ピカピカの状態で朝を迎えられる

● クレンリネスを導入して、
　スタッフが「変わった！」と感じていること

- いままで見えていなかったところも気にするようになった。掃除に対する視野が広くなった。
- 光るべきものは光らせる。シンクや蛇口、ワッテ缶など、金属でできているものをピカピカに磨くようになった。光っているときれいに見えて気持ちがいいなと思うようになった。
- 「使用した後に一拭きする」などを習慣化させることで、常にきれいな状態になると実感できた。汚れの性質に合わせて掃除をすることで、きれいな状態を保てている。
- いままでは細かい汚れまで見ていなかった。院内をきれいにしていることで、毎日新鮮な気持ちで診療に取り組めている。
- 日々の掃除がしやすいように整理整頓も心がけるようになった。放置されているものにみんなが疑問をもち、整理することが増えた。

クレンリネスリーダーに聴く！

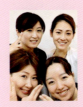

「元気なクレンリネスリーダー4人組！」
大槻美咲（受付）
山路綾夏（歯科衛生士）
早稲田 楓（歯科衛生士）
式町恵美（歯科衛生士）

　はじめは不安でしたが、当院で行っているリーダー会議のときに「よくやってる」と褒めてもらったり、「手を洗うときに水が飛んだら拭く」という行動をスタッフ全員が自然にできていると接遇の先生に褒めていただいたときはすごく嬉しかったです。予防清掃への意識の変化を感じる一方で、「忙しいからまた後で」と後回しにする、物をちょい置きする癖がみられるので、リーダーがどう声かけをするかが今後の課題だと考えています。

デンタルクレンリネス実践歯科医院 ❼
加納歯科クリニック （加納 修 院長）

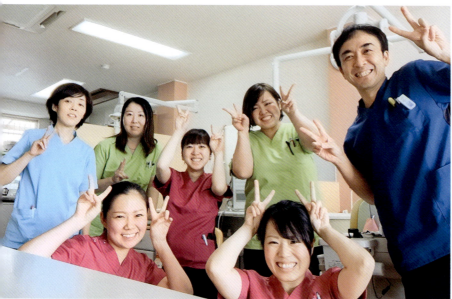
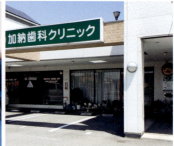
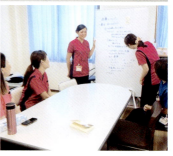

【医院 DETA】
- 住所：兵庫県姫路市飾磨区加茂294-1
- スタッフ：
  歯科医師　　2名
  歯科衛生士　2名（育休中2名）
  歯科助手　　1名
  受付　　　　1名
- チェアー：4台
- クレンリネス歴：3年

●クレンリネス導入の経緯

　もともと医院の清掃をお願いしていた小林さんにクレンリネスをしてみないかと声をかけていただき、セミナーを受講したところから始まりました。初めは診療で手いっぱいで、なかなか進められなかったのですが、小林さんから他院での成功例やいかにクレンリネスが有意義であるかの猛アピールを受け、本腰を入れて取り組まねばと、院長に時間を作っていただきました。進め方がわからなかったことがなかなか進まない原因のひとつで、セミナーの受講や小林さんからアドバイスをいただき、進めていきました。

Before	After
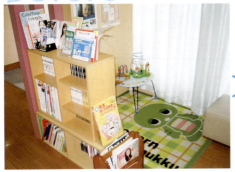	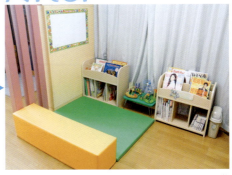
▲待合室。危険がいっぱい。スタッフからの視界も悪い	▲オープンになり、保護者が安心して子どもを遊ばせておける

● クレンリネス導入による効果

　導入のメリットとして、3つ挙げられます。
① その場で汚れに対処することで、後々の清掃にかかる時間を短縮できる。そのため業務に集中できる
② 医療施設として「清潔」に保つことにより、スタッフの意識向上に繋がり、患者さんとの信頼関係を構築できる
③ 医院の内装や機器を長持ちさせられる

　当院で大きく変わったのは、院内各所に置いていた物を戸棚やボックスにしまい、見た目をスッキリさせたところが、最も効果があったと思います。必要最低限、診療に支障が出ないよう、患者さんから見えないように収納することで、見た目もスッキリして清潔に見えます。当院はまだまだクレンリネスの途中ですが、目標があれば、整頓する際にも物を選びやすいですし、イメージをもってクレンリネスを作っていけると思います。

クレンリネスリーダーに聴く！

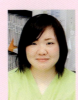

「患者さんとのコミュニケーションのひとつに」
宮辻祥子
（歯科助手）

　医院が清潔で、スッキリ整頓されていると、患者さんに安心感を与えられます。歯科医院に対し、怖い、痛いといったマイナスイメージを抱いて来院される方に、少しでもリラックスしていただける1つのツールとして、落ち着いた空間を提供していきたいです。また、スタッフにとっても、診療の動線や拭き清掃がしやすい物の配置などを決めることで、時間短縮や、気持ちよく仕事に集中できる医院作りの一環としてクレンリネスはとても有効です。

デンタルクレンリネス実践歯科医院❽
祁答院歯科クリニック（祁答院公興 院長）

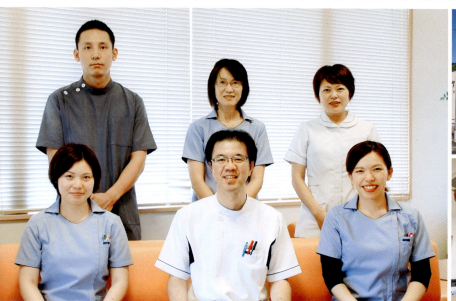
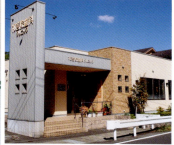
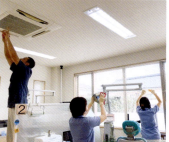

【医院DETA】
- 住所：鹿児島県姶良市加治木町反土2301-18
- スタッフ：
  歯科医師　　1名
  歯科衛生士　3名
  歯科技工士　1名
  受付　　　　1名
- チェアー：3台
- クレンリネス歴：2年

●クレンリネスの重要性に気づく

「クレンリネス講習会に行ってみない？」という院長の一言が、クレンリネスとの出合いでした。それがどのようなものかも知らず、毎日の表面的な清掃にすら苦痛を感じていました。しかし、クレンリネスについて調べてみると、根本的なことに気づきました。それは、感染対策を第一に考えているにもかかわらず、その基本となるクレンリネスの環境が整っていないということでした。クレンリネス講習会を受講し、その効果と楽しさを知り、"自分たちではできないと思っていたことができる"という確信に変わりました。

Before

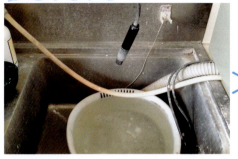

▲歯科技工室のシンク。頑固な石膏汚れがとれず、汚れているこの状態に見慣れていた

After

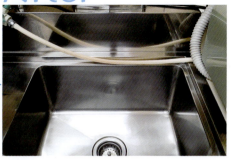

▲クレンリネス移行後のシンク。現在は、汚れが目立ち始めたら早い段階で対処するため、この状態を維持できている

● クレンリネスの環境だからできること

　クレンリネス定着後、早い段階で汚れに気づき、「きれいにしたいから清掃をする、汚れていると気になってしまうからきれいにする」というように、スタッフ一人ひとりの気持ちと行動が変化しました。

　意味のある感染対策は、クレンリネスが整った環境でなければ実現しません。そのような環境ですごすスタッフであれば、院内を清潔に保つという意味を十分に理解し、感染対策を行える態勢が整っているため、しっかりと向き合うことができます。それは、歯科医院にとって大きな利点ではないでしょうか。医療施設として信頼され、院長やスタッフが活き活きとしている歯科医院。それは、クレンリネスの実践によって築くことができます。決して一人で行うことのできない、チームで作り上げるクレンリネスが歯科医院を活性化させていきます。

クレンリネスリーダーに聴く！

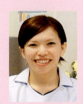

「クレンリネスは観察力と思いやり」
末重絵理
（歯科衛生士）

　来院者が院内ですごす様子は、その場で対応するスタッフによって気づく事柄が異なります。来院者全員を接遇する受付、一人の方と接する診療室など、対応するスタッフによって目線が異なり、気づくことも違います。相手の気持ちに寄り添い、必要なことに気づく観察力が、相手への温かい思いやりに繋がります。院内の至るところで、そのような思いやりが行き交う空間こそ、クレンリネスの魅力のひとつです。

デンタルクレンリネス実践歯科医院❾
仙台東口矯正歯科 （堀内 淳 院長）

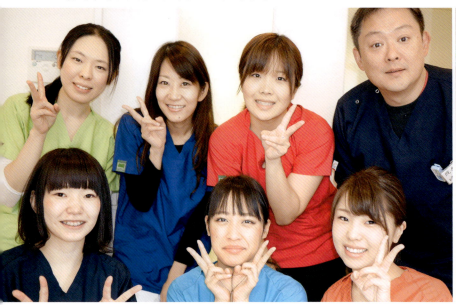
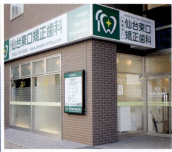
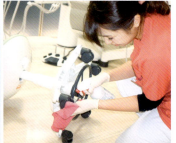

【医院DETA】
- 住所：宮城県仙台市宮城野区名掛丁205-5 コンフォートホテル仙台東口1F
- スタッフ：
  歯科医師　　1名
  歯科衛生士　4名
  歯科技工士　1名
  歯科助手　　1名
- チェアー：4台
- クレンリネス歴：2年

● クレンリネス導入の経緯

　院長がFacebookで小林さんの投稿をみて、「汚れる前にきれいな状態を保つ」というデンタルクレンリネスのコンセプトに共感したことがきっかけとなり、導入を検討することになりました。

　クレンリネスのシステムを導入するにあたって、素人である当院のスタッフだけで考え実行しても、効率が悪いだろうと考え、小林さんに直接ご指導をいただきながら、清掃環境を改善していこうと思い、2年前から取り組んでいます。

Before 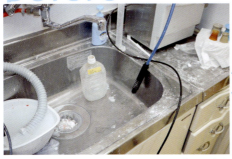 ## After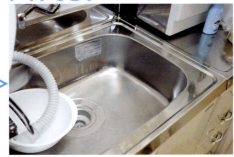

▲技工室。物の定位置が決まっておらず、石膏もこびりついている

▲シンクはピカピカで、整理されてすっきりした

● クレンリネスを導入して変化したこと

　当院は開業して5年目の矯正専門の歯科医院ですので、一般歯科のような切削による粉塵などは少なく、とくにひどく汚れている状態ではありませんでした。しかし、日常業務で使用するユニットは黒ずみ、シンクには水垢がこびりつくなど、少しずつ汚れが目立ち始めていました。

　小林さんにご指導をいただき、予防清掃というクレンリネスの概念を取り入れた後は、毎朝ユニット周りの清掃を徹底し、シンクは昼と診療終了後にスポンジで洗ってから水気を拭き取るなど、汚れたところをすぐにきれいにし、きれいな状態を保とうと取り組んでいます。きれいな状態が当たり前になると、いままで気に留めていなかったところにも目が届くようになり、患者さんの目線で医院内を見る余裕ができました。スタッフ全員が同じ方向性でクレンリネスに取り組めていることに、やりがいを感じています。

クレンリネスリーダーに聴く！

「きれいな職場で働くことは気持ちがいい！」

平塚深華
（歯科衛生士）

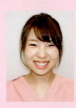

　以前の勤務先では、ある程度きれいであれば問題ない、面倒な場所は大掃除のときにすればよいと考えていました。しかし、普段から手をつけていないところの清掃はとてもたいへんでした。

　現在、予防清掃が行き届いている当院で働いてみると、清掃の負担は少なく、きれいな状態は気持ちがいいことに気づきました。これからも、患者さんやスタッフにとって気持ちのよい環境作りを大切にしていきたいと思います。

デンタルクレンリネス実践歯科医院⑩
竹屋町森歯科クリニック（森 昭 院長）

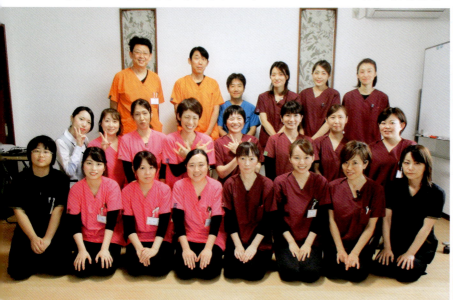
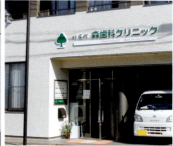
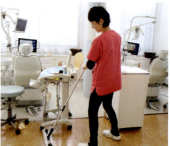

【医院 DETA】
- 住所：京都府舞鶴市竹屋20
- スタッフ：

歯科医師	3名	滅菌専任	2名
歯科衛生士	13名	受付	4名
歯科技工士	1名	保育士	1名
歯科助手	6名	送迎	1名

- チェアー：13台
- クレンリネス歴：4年

● クレンリネス導入の経緯

　院長の知り合いの先生から、院内美化に関してとてもよい方がいると、小林さんを紹介していただきました。

　スタッフ全員で院内クレンリネス講座を受講して、各場所の清掃方法、最適な清掃用具などを、わかりやすく楽しく教えていただきました。そして、いままでの自分たちの清掃が不十分であったことを、改めて実感しました。

　「患者さんに安心して治療を受けていただける環境を、スタッフ全員で継続させていきたい」と思い、小林さんにサポートをお願いしました。

Before

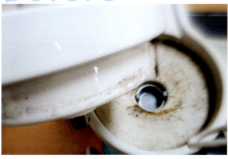

▲クレンリネス前のスピットン。頑固な汚れがこびりついている

After

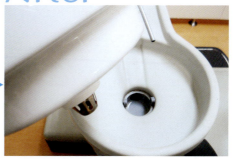

▲現在のスピットン。クレンリネスの継続により、ピカピカの状態を維持できている

● クレンリネスを導入してからの変化

　クレンリネスを導入する以前は、院内の清掃が不十分で床の汚れやホコリがたいへん目立ち、とても清潔な歯科医院とはいえない状態でした。そのような環境でしたので、スタッフも掃除に身が入らず、さらに院内に汚れが溜まる、物が溢れる、器具の紛失が多発すると、見事なまでの悪循環に陥っていました。

　しかし、小林さんの協力のもとで日々の清掃を見直し、新たな方法を取り入れると、見違えるほどに美しい空間に生まれ変わることができました。汚れる前に清掃をすることで清潔な空間を保つことが可能となり、結果としてスタッフの仕事に対する姿勢まで向上したように感じます。新しく来院された患者さんへのアンケートでも、「たいへん清潔な歯科医院」とのお褒めの言葉をいただいています。現状に満足せず、今後もさらなるクレンリネスを目指し、精進していきます。

クレンリネスリーダーに聴く！

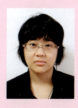

「みんなでクレンリネスに取り組もう！」
大木晴加
（滅菌専任）

　小林さんをはじめ、多くの協力のおかげで、院内を清潔に保てています。しかし、現時点で満足のいくクレンリネスが全スタッフの間で行われているかというと、まだまだと言わざるを得ません。導入以前からのスタッフと導入後のきれいな院内しか知らないスタッフの間には、認識や知識に差があります。いま一度、クレンリネスに対する認識を高め、院内をより美しくしようと自ら動ける意識づくりを目標に、みんなで頑張りたいです。

デンタルクレンリネス実践歯科医院⑪
ほりべ歯科クリニック（堀部尊人 院長）

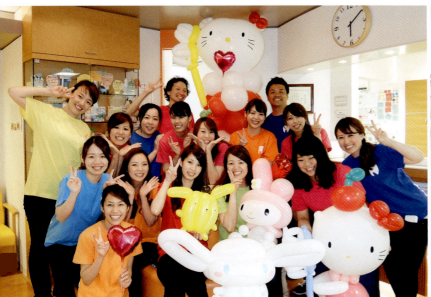
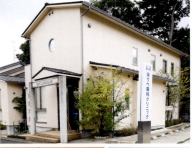
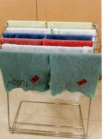
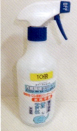

【医院DETA】
- 住所：京都市北区西賀茂神光院町115-1
- スタッフ：
  歯科医師　　　　　3名
  歯科衛生士　　　　11名
  歯科助手（受付）　4名
  クリーンスタッフ　3名
- チェアー：12台（子ども専用2台）
- クレンリネス歴：4年

●クレンリネス導入の経緯

　毎朝、スタッフで分担して医院の清掃をしていたのですが、きれいになるところとそうならないところがあったり、スタッフによって清掃の仕方が違ったり、清掃してもすぐに汚れたり……。「どうすればいいんだろう？」と心のなかで思いながらも、そのままにしていました。

　あるとき、院長と大学が同期であった先生から小林さんの存在を知り、一度お話をうかがってみることにしました。それが、4年前に受講した『院内クレンリネス講座』で、クレンリネスを導入するきっかけでした。

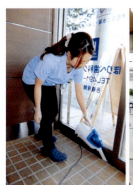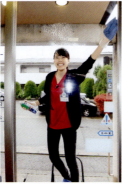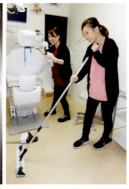

◀ 左：入口のドア付近のホコリ吸引。中：入口のドアの清掃、拭き取り。右：ワイピングクロスでフロアのホコリや汚れを除去

● **クレンリネスを導入して何が変わったか**

　まず清掃用具や清掃方法が変わりました。たとえば、マイクロファイバー製の「ワイピングクロス」は、通常のものよりもホコリや汚れを除去しやすいです。また、5つの色の物を場所ごとに色別（ゾーニング）で使用でき、とても便利です。アルカリ性クリーナーは素材を選ばず、あらゆる場所で使えるので重宝しています。

　クレンリネスの導入で、清掃の時間短縮・コストダウン・清潔度アップにも繋がりました。

　清潔なエリアが増えてくると、そうではないエリアの存在が気になるようになりました。スタッフからも「ここをもっときれいにしたい」という声が上がったため、その部分の定期的な清掃を、年間スケジュールに組み込みました。勤務時間外では負担になりますので、勤務時間内に行うほうがうまくいくと思います。

クレンリネスリーダーに聴く！

「医院への愛着が、より涌いてきました」

岡田 華
（受付・歯科助手）

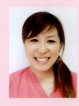

　小林さんに指導いただいたことをもとに掃除当番表を作って担当を管理することで、スタッフ全員で院内をきれいにできています。患者さんから「きれいな歯医者さん」「明るい空間」などと言われることも多くなり、うれしくてますます"きれい"へのモチベーションが上がっています。"きれい"を心がけることで、より医院への愛着が涌いてきました。このきれいな状態を保ちながら、行き届いてないところを今後の課題として頑張ります!!

デンタルクレンリネス実践歯科医院⓬
日本橋すこやか歯科（大島拓也 院長）

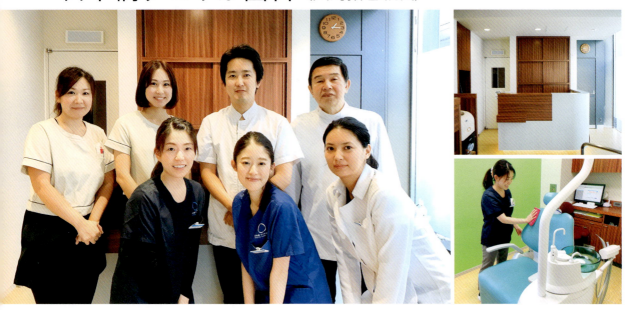

【医院DETA】
- 住所：東京都中央区日本橋蛎殻町1-6-3-1F
- スタッフ：
  歯科医師　　3名
  歯科衛生士　2名
  歯科助手　　2名
- チェアー：4台
- クレンリネス歴：6ヵ月

● クレンリネス導入の経緯

　クレンリネスを始める前は、院内の掃除にバラつきがありました。誰か一人がきれいにしてもその維持は難しく、また清掃をする繰り返しでした。同じ場所でも気がつく人、気がつかない人、人それぞれで、診療の忙しさのなかでは清掃の優先順位を上げることは難しいと感じていました。

　しかし、予防歯科を行う医院として、院内の清潔さで自分たちの仕事に対する姿勢を表現したかったのです。「健康の基本は清潔である」。この言葉を聞いてとても驚き、そして医院の方針との共通点を多く感じたため、導入へと至りました。

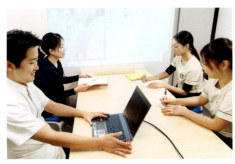
▲クレンリネス導入後、さまざまな段階でスタッフがミーティングを行い、予防清掃の認識を深めた

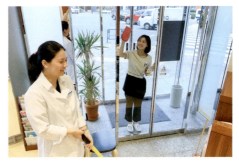
▲入口のドアの拭き取りと、フロアのホコリと汚れ取り。笑顔でクレンリネスを行えている

● クレンリネスを知った喜び

　医療従事者として、院内感染対策やビジネスマナーにおいて清潔や衛生が必要とされます。「クレンリネス＝予防清掃」、つまり清掃との違いを知り、「いま必要なのはコレだ！」と正解を見つけた気持ちになりました。さらに、歯科衛生士として患者さんへの健康教育の1つであるセルフケアでは、毎日のプラークコントロールの重要性を伝えています。「口腔内の健康な状態の維持」のためのセルフケア・メインテナンスと、「清潔な状態の維持」のための予防清掃とが同じ考え方であることから、クレンリネスの重要性とすばらしさを実感しました。

　クレンリネスを理解してから、医院全員で取り組み始めました。すると、いままでとは違ってスタッフ全員の姿勢が変わり、みるみるうちに院内がきれいになりました。いまでは清潔な状態を維持し、医療従事者としての自信に繋がっています。

クレンリネスリーダーに聴く！

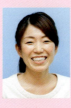

「クレンリネスは
一人ではできません」

林 絵美
（歯科衛生士）

　クレンリネスの導入により、さまざまな段階で全員でミーティングを重ね、全員で清掃を進められるようになりました。全員で話し合ったことで意識が高まり、きれいになったことを確認し合いながら楽しく進められ、清潔な状態の維持を同じ感覚で共有できていると思います。「365日クレンリネス」による清潔な院内は、患者さんやスタッフの安心・安全だけではなく、患者さんからの信頼にも繋がり、医院の力となっています。

Q&A

Q10 フロアに落ちたワックスを除去するよい方法はありますか？

A フロアに落ちたワックスを放っておくと、一部が靴の裏やスツールのキャスターに付着し、汚れを広げる原因になります。また、ワックス自体が汚れて黒くなり、美観を大きく損ねます。ワックスを除去するために、スパチュラが使用されることが多いようですが、金属でフロアを擦ると、フロアに塗られたワックスを傷めたり剥がしてしまったりします。3章10で触れているとおり、プラスチック製のスクレーパーを使用すると、簡単で安全に除去できます。

医療用ワックスでピンク色のシミがフロア材に直接付いてしまうと、除去は非常に困難です。美観維持のためにも、できるだけ早く除去することが大切です。

Q11 シンク周りの錆はどのように落とせばよいのですか？

A 錆の程度によって方法を変えると、効率よく作業できます。

錆の厚みが出てしまっている場合は、市販の錆除去剤を使用してください。錆除去剤は、ホームセンターやショッピングセンターの自転車売り場に置いてあることが多く、簡単に入手できます。

錆が茶色く色が付いており、手で触ってもステンレス面と段差がないような場合は、金属研磨剤で磨くと簡単に除去できます。これについては、3章11で紹介しているので、参考にしてください。

Q12 医院の清潔感を出すには、まずどうすればよいですか？

A 歯科医院に限らず、どのような場所でも同じことがいえますが、まずは"ホコリがない"状態にすることが最も重要です。クレンリネスでも清掃でも、基本はホコリがないことなのです（3章02参照）。入った瞬間「空気がきれい」と思う医院では、1日1回窓を開けて清掃しています。

歯科医院の環境は、他の施設と比較して、汚れの原因になる物質が多いことが特徴です。ホコリの除去と同様に大切なこととして、"拭き清掃"が挙げられます。マイクロファイバークロスを使って拭き掃除を行うと、効果的に作業できます。まず基本は拭き清掃の習慣をつけること、それが大切です。

セロハンテープ跡をきれいにする方法はありますか？

A　窓や扉のガラスの掲示物を撤去した後のセロハンテープ跡は、アルコールワッテで擦り拭きすると簡単に除去できます。

　注意が必要な箇所は塗装面です。アルコールを長く接触させたり強く擦ったりすると、塗装が変色したり溶解したりすることもあります。まずはヘアドライヤーで温めて軟らかくしてからセロハンテープを剥がし取り、残った接着剤は台所用研磨剤をクロスに付けてやさしく擦ってみてください。それでも残った少量の跡は、アルコールワッテで短時間の作業を行うと、塗装に影響が出ずに除去できます。

排水口のぬめりを効果的に除去するには、どうしたらよいですか？

A　排水口などのぬめりの原因は、大腸菌、黄色ブドウ球菌、緑膿菌、カンジダ菌、酵母などです。緑膿菌は、バイオフィルムを作ってぬめりを発生させます。

　ぬめりを解消するために、家庭用の次亜塩素酸ナトリウムを含む水回り用除菌洗浄剤を活用してください。ドメスト（ユニリーバ）を使うと、効果があった事例が多数あります。洗浄剤を用いる際は、ボトル裏に記載してある使用方法をしっかり守りましょう。

ユニットのアームの蛇腹など、ゴム部分にホコリが貼り付いてしまって取れません。何かよい方法はありますか？

A　ゴムやシリコーンに貼りついたホコリは、乾拭きや掃除機ではなかなか除去しにくいです。ガラス周りのシリコーンやウレタンコーキング、シンクと壁の角のコーキングも同様です。

　アルカリまたは中性のクリーナーをスプレーしてブラッシングすると、ホコリなどが素材から引き離されて水分中に浮くので、マイクロファイバークロスなどで水分（クリーナー）と一緒に何度か拭き取れば、簡単に除去できます。ホコリなどが残っていたら、作業を繰り返してください。

院内を365日きれい、衛生的に維持する。
その適切な方法を院内で実践してお伝えする

「院内クレンリネス講座」

いままで時間がかかっていたこと、あきらめていたこと……。
方法がわかれば結果が出る。
時間短縮できれば継続できる。
いつもピカピカなシンク、ツルツルなスピットン。
「いつもきれいですね」と言われる環境を
ラクにキープできるノウハウと、院内に定着する『しくみ化』まで実践。
他の施設の目標になるような美しさを
維持する方法をお伝えします。

●講座内容
1. クレンリネスをしっかり理解していただくスライド講習
    - クレンリネスとは
    - 作業ノウハウ
    - 実践医院の例
    - システム化への手順
2. 医院全員での患者さん視点の客観的チェックを実践し、くまなく現状を把握
3. 作業実践
    - ユニット周り
    - 水回り
    - 玄関
    - 待合室
    - フロア
    - トイレ　など

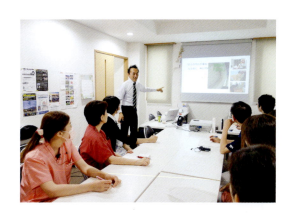
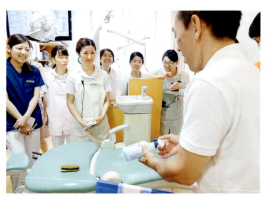

院内で行うことで、医院特有の汚れや、お困りごとの解決へ
アプローチできます

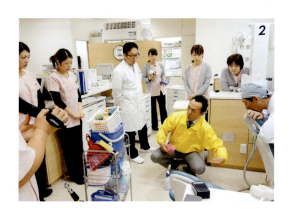
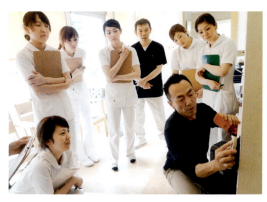

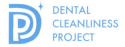

2016年11月現在で、103医院での開催実績がある人気講座です。
詳しい情報、お問い合わせ、お申込みは、デンタルクレンリネスプロジェクトの
ホームページから（"デンタルクレンリネスプロジェクト"で検索してください）。

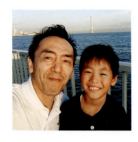

● 著者プロフィール

小林 宏（こばやし ひろし）

1993年	クリーンワークス開業
2010年	歯科専門クレンリネスノウハウブログ「院内クリーン戦略」を開始。同時に、業務を歯科に特化する
2012年	初の「院内クレンリネス講座」を熊本市で開催
2013年	講演活動を開始。以後、スタディグループや歯科医師会で実績を重ねる
2014年	歯科医院を会場にしたオープンの講習会『クレンリネススペシャリスト講習会』を京都府で初開催。以後、実施6回を数える
2015年	月刊デンタルダイヤモンド誌にて「歯科医院クリーン大作戦」連載
2016年	月刊DHstyleにて「ときめきの院内クリーン術QA」連載
同年	全国の歯科スタッフ、クレンリネスリーダーが集まる「クレンリネスミーティング2016」を博多で開催。2017年は大阪で開催予定

デンタルクレンリネスプロジェクト

本書の記事の追加情報、清掃やクレンリネスのさらに深い知識、実際の現場で起こったクレンリネス実行上のエピソードなどをメルマガで配信。クレンリネス導入・構築に役立つ情報をすべて出し切ります！

きれいが歯科を変える！
デンタルクレンリネスプロジェクト

発行日	2017年2月1日 第1版第1刷
著 者	小林 宏
発行人	濱野 優
発行所	株式会社デンタルダイヤモンド社
	〒113-0033 東京都文京区本郷3-2-15 新興ビル
	電話 = 03-6801-5810 (代)
	http://www.dental-diamond.co.jp/
	振替口座 = 00160-3-10768
印刷所	能登印刷株式会社

Ⓒ Hiroshi KOBAYASHI, 2017

落丁、乱丁本はお取り替えいたします

● 本書の複製権・翻訳権・上映権・譲渡権・公衆送信権（送信可能化権を含む）は㈱デンタルダイヤモンド社が保有します。

● [JCOPY]〈㈳出版者著作権管理機構 委託出版物〉
本書の無断複写は著作権法上での例外を除き禁じられています。複写される場合は、そのつど事前に㈳出版者著作権管理機構（TEL:03-3513-6969、FAX:03-3513-6979、e-mail:info@jcopy.or.jp）の許諾を得てください。